GIOCHI DI MEMORIA

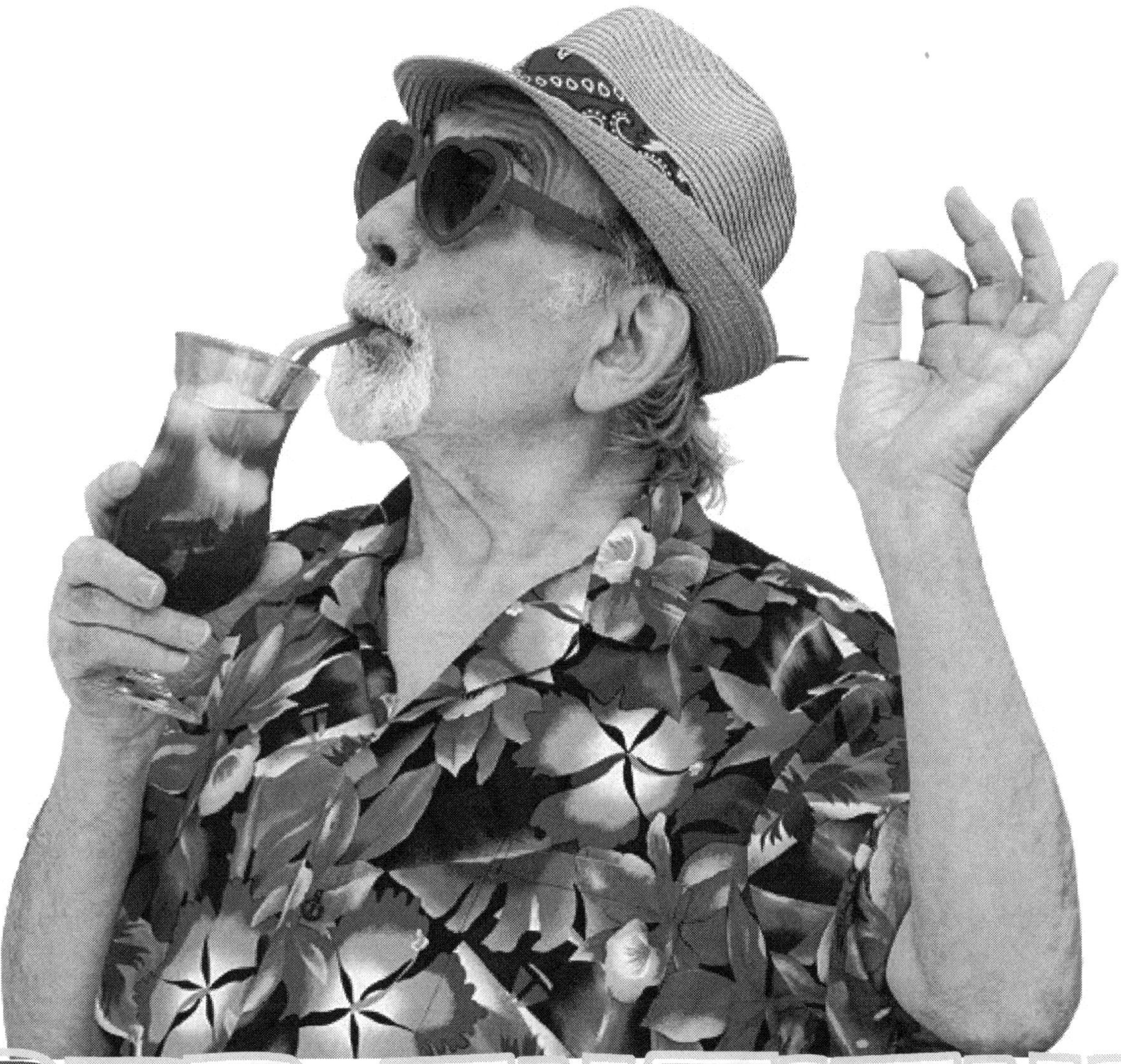

PER ANZIANI

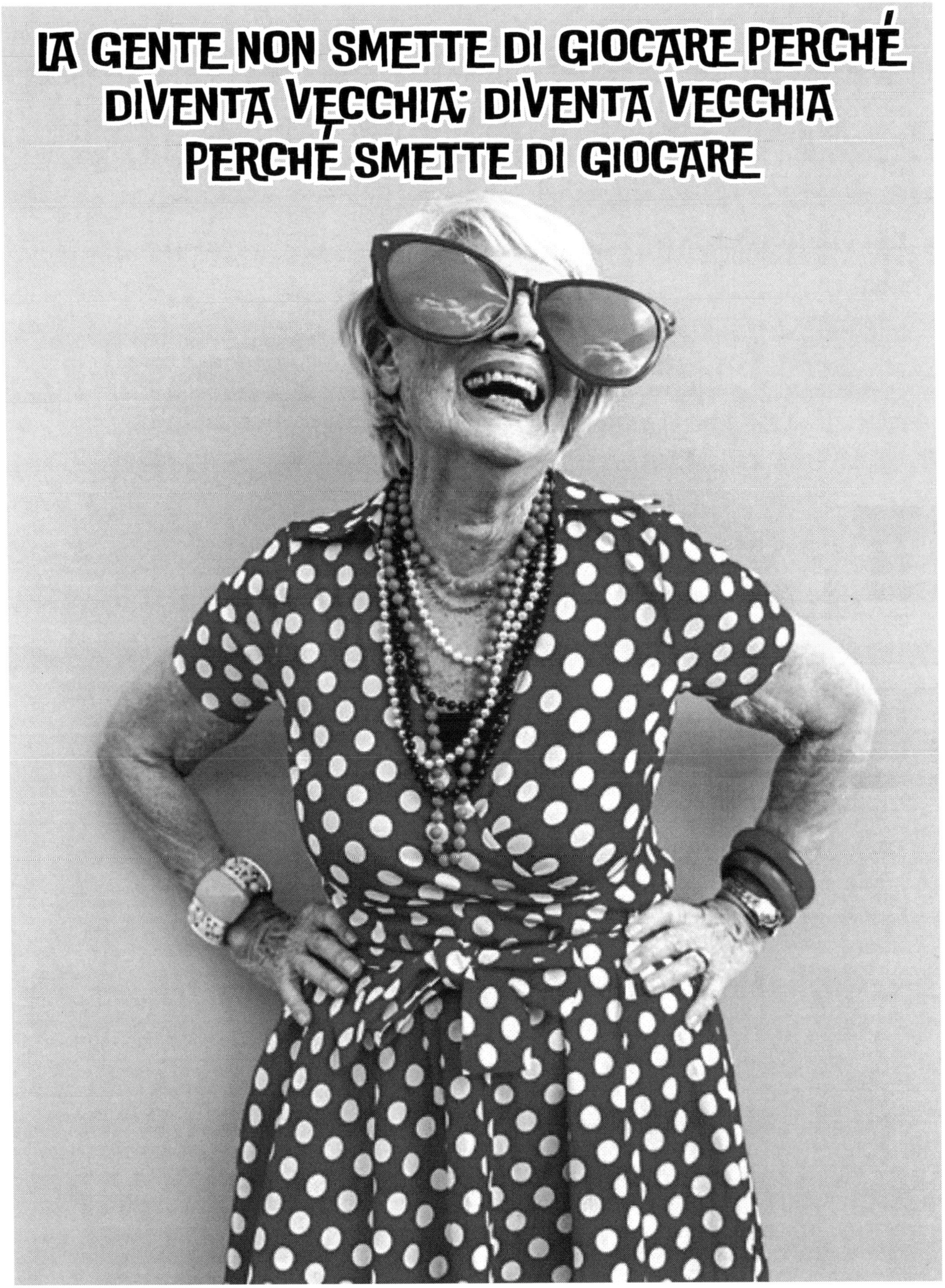
LA GENTE NON SMETTE DI GIOCARE PERCHÉ DIVENTA VECCHIA; DIVENTA VECCHIA PERCHÉ SMETTE DI GIOCARE

VEDIAMO SE LA TUA MEMORIA TI GIOCA BRUTTI SCHERZI

IL TUO NOME?

LA TUA DATA DI NASCITA?

SEI NATO/A...?

HAI AVUTO DEI FIGLI? COME SI CHIAMANO?

HAI DEI NIPOTI? COME SI CHIAMANO?

CHE LAVORO FACEVI? E TI PIACEVA?

VEDIAMO SE LA TUA MEMORIA TI GIOCA BRUTTI SCHERZI

L'INDIRIZZO DI CASA TUA?

IL TUO NUMERO DI TELEFONO?

IL TUO COLORE PREFERITO?

SEI TIFOSO/A DEL...O DELLA...?

LA MARCA DELLA TUA AUTO?

IL TUO COMPLEANNO CADE IL? (questa è difficile)

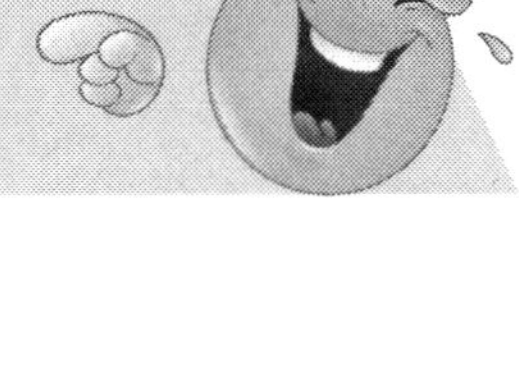

NON SI È MAI TROPPO VECCHI PER DIVENTARE GIOVANI

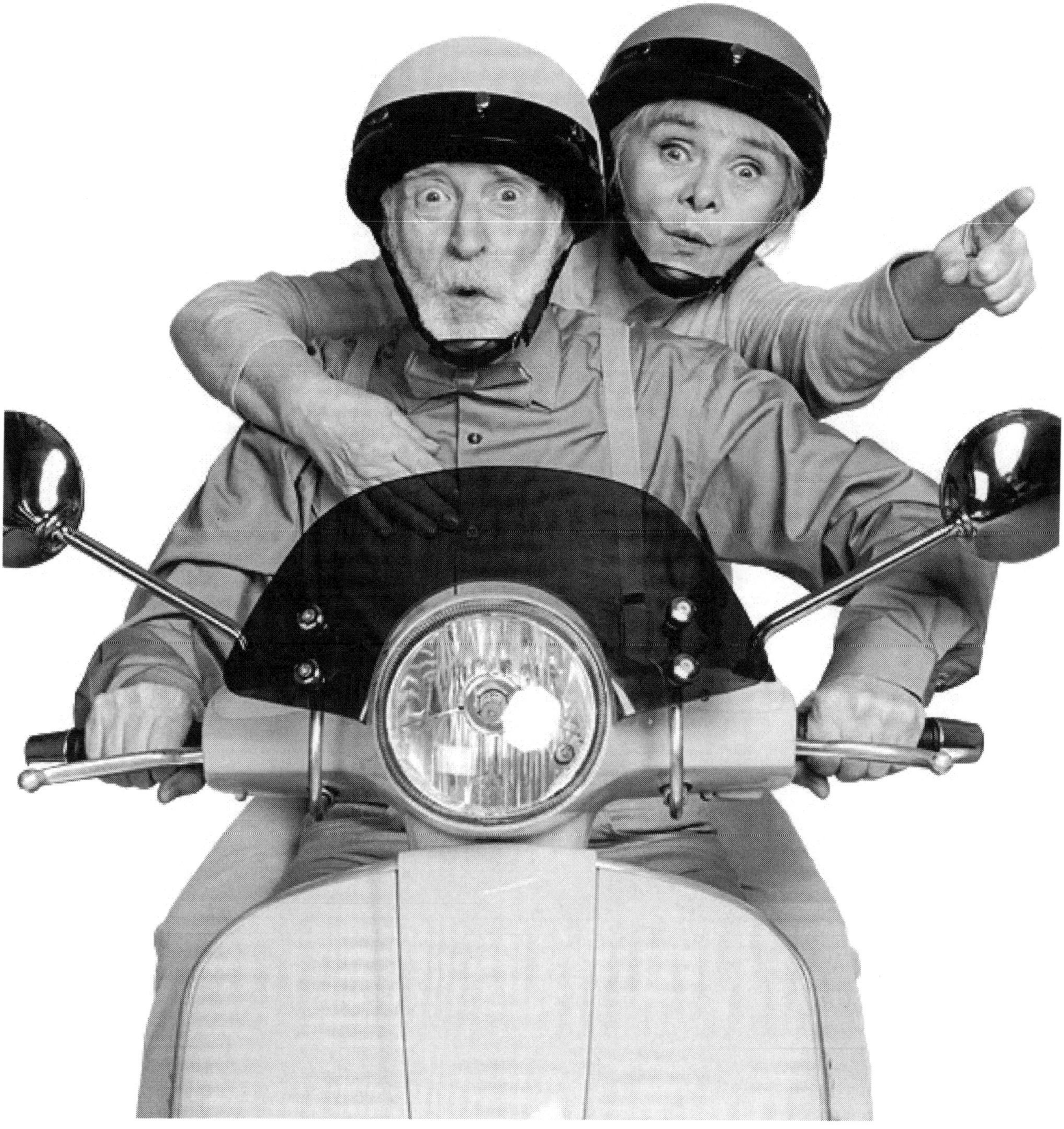

METTI SULLA TORTA TANTI CANDITI QUANTI SONO I TUOI ANNI

(Non barare)

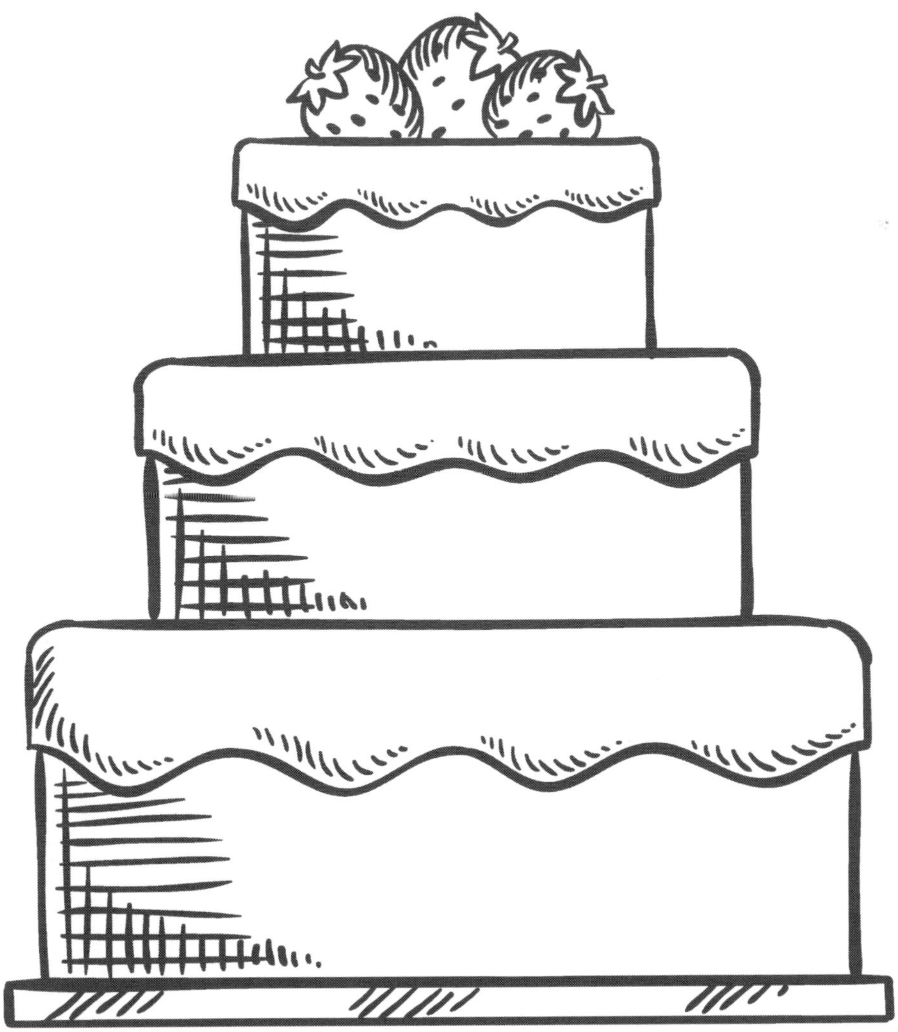

LOGICA MATEMATICA

(Livello medio) Osserva attentamente la scheda e scopri usando la logica il costo unitario di ogni singolo elemento

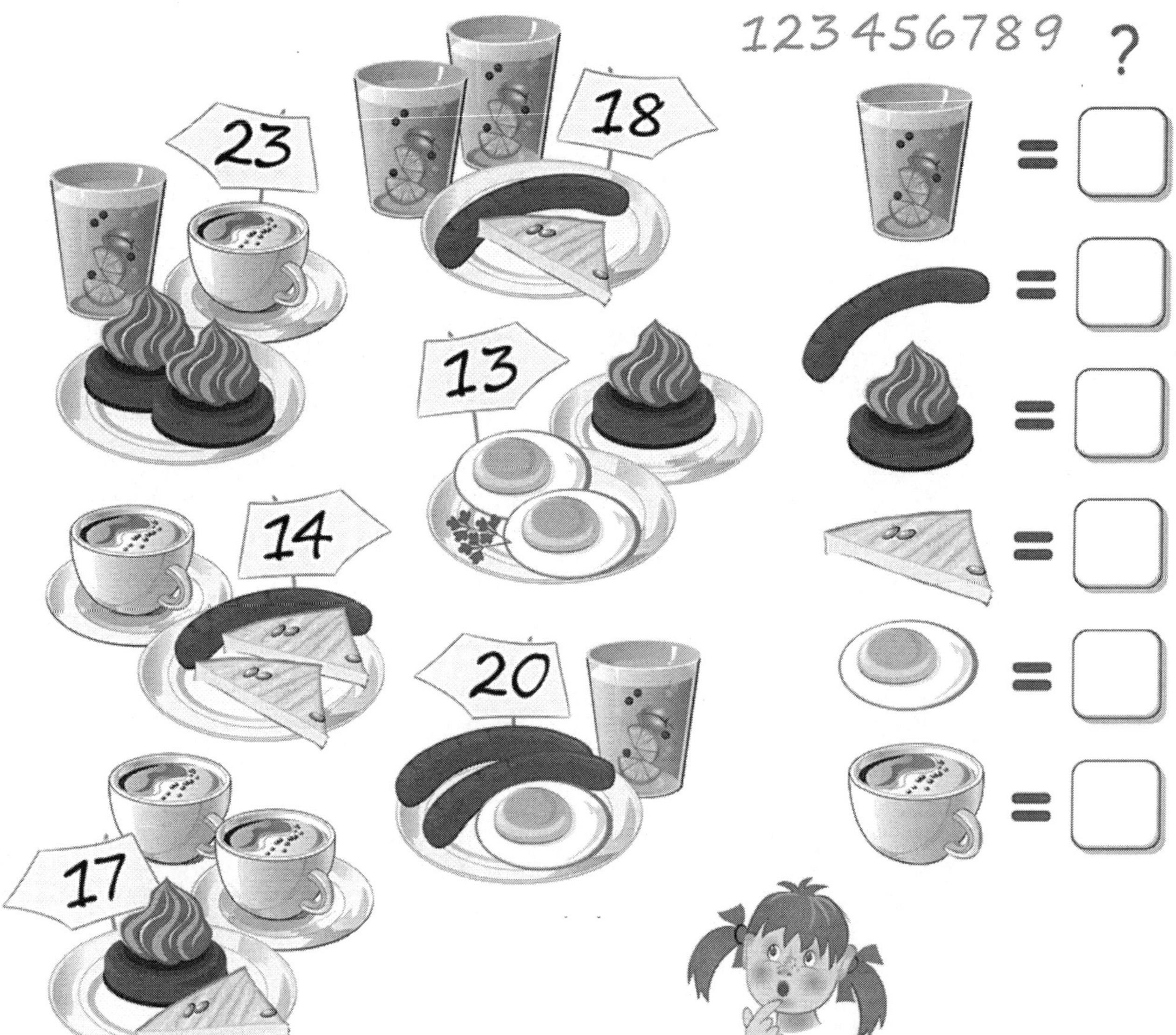

PREPARA LO ZAINO

CI ASPETTA UNA GITA IN BARCA

Scegli cosa mettere nello zaino per la tua gita, ma fai attenzione, potrai portare solo 5 oggetti. Quali scegli?

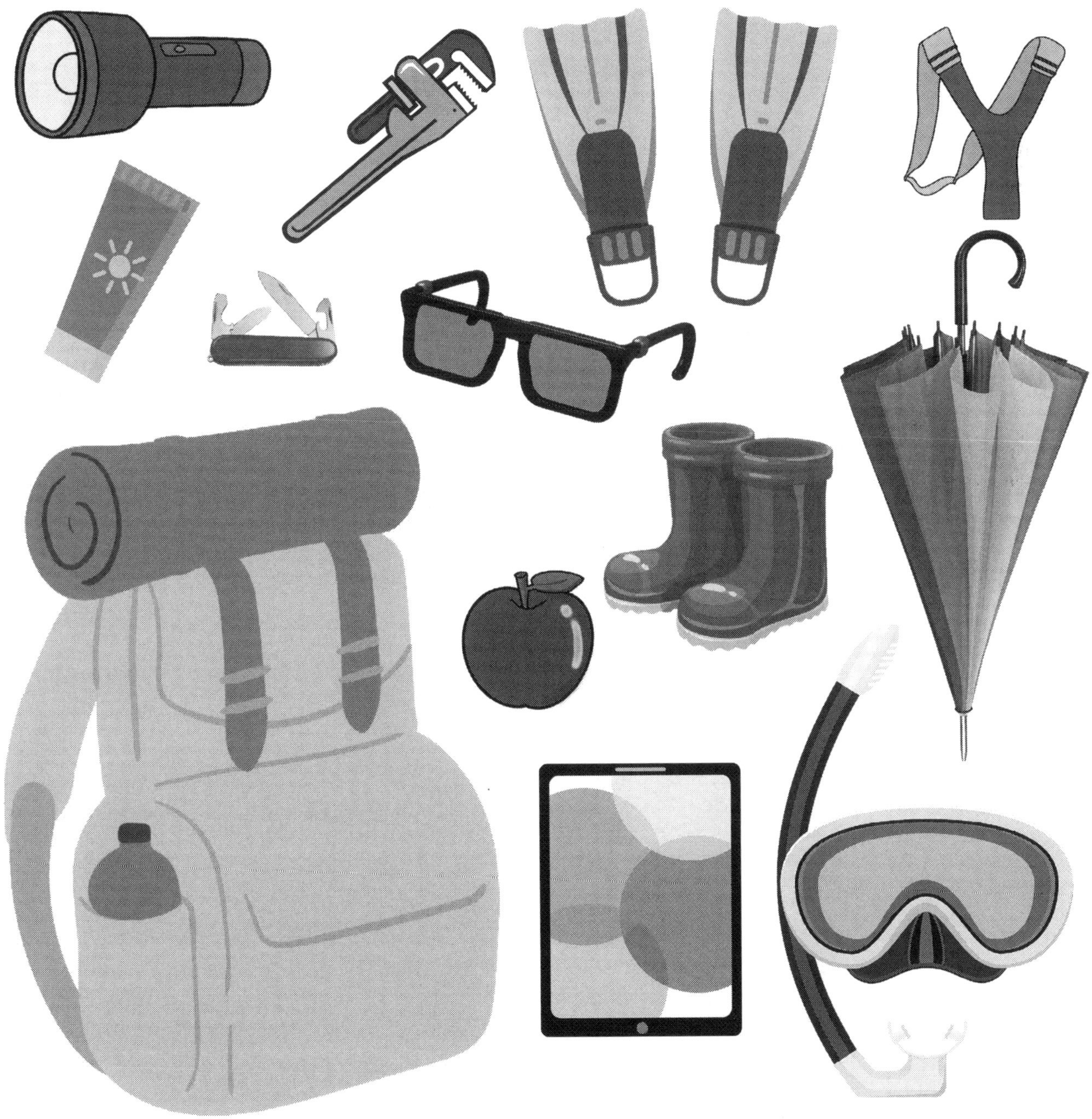

IL PEZZO MANCANTE

(Livello facile) Associa ad ogni forma il suo pezzo mancante

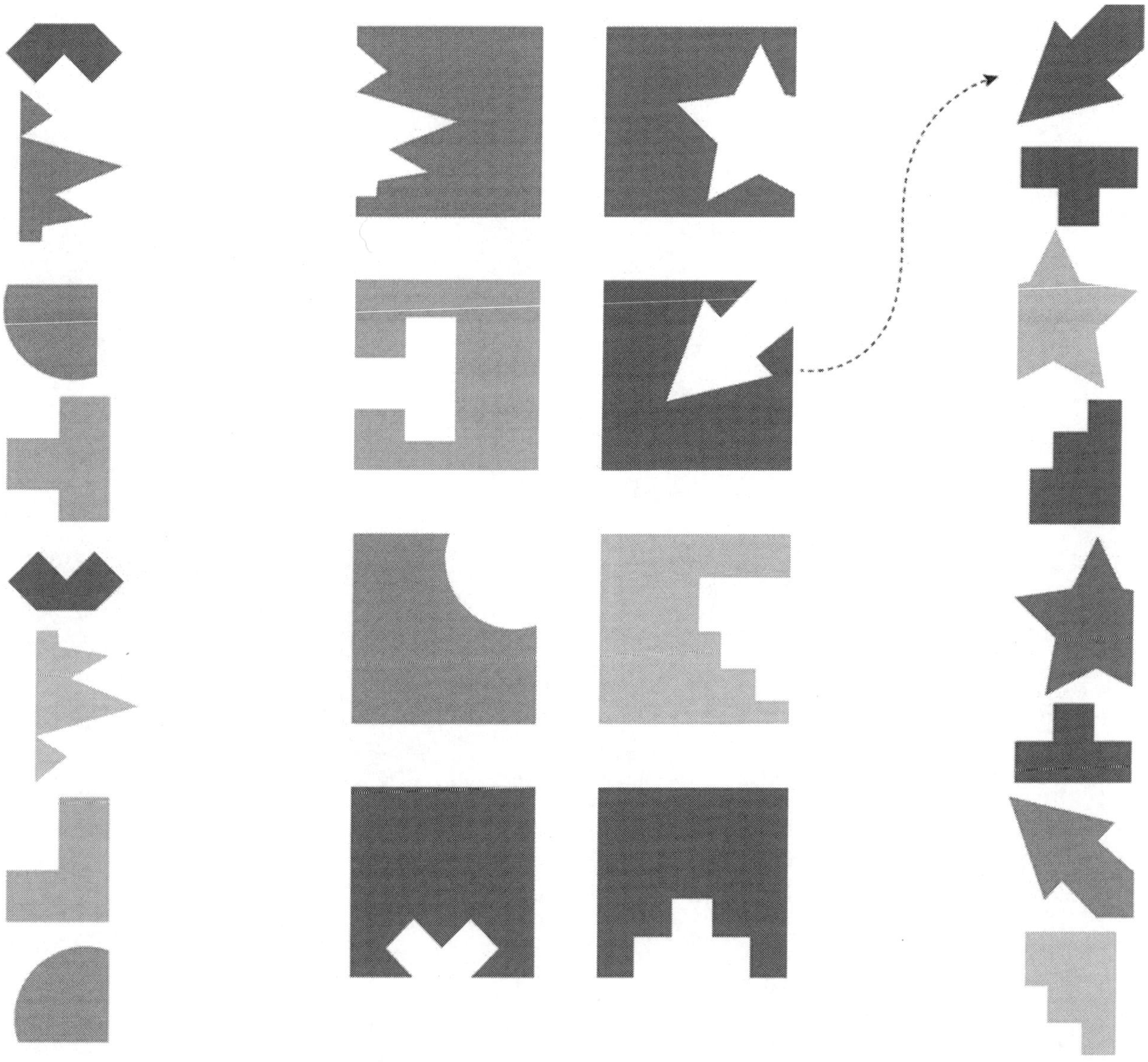

ENIGMA MATEMATICO

(Livello medio) Aggiungi i numeri mancanti negli spazi vuoti

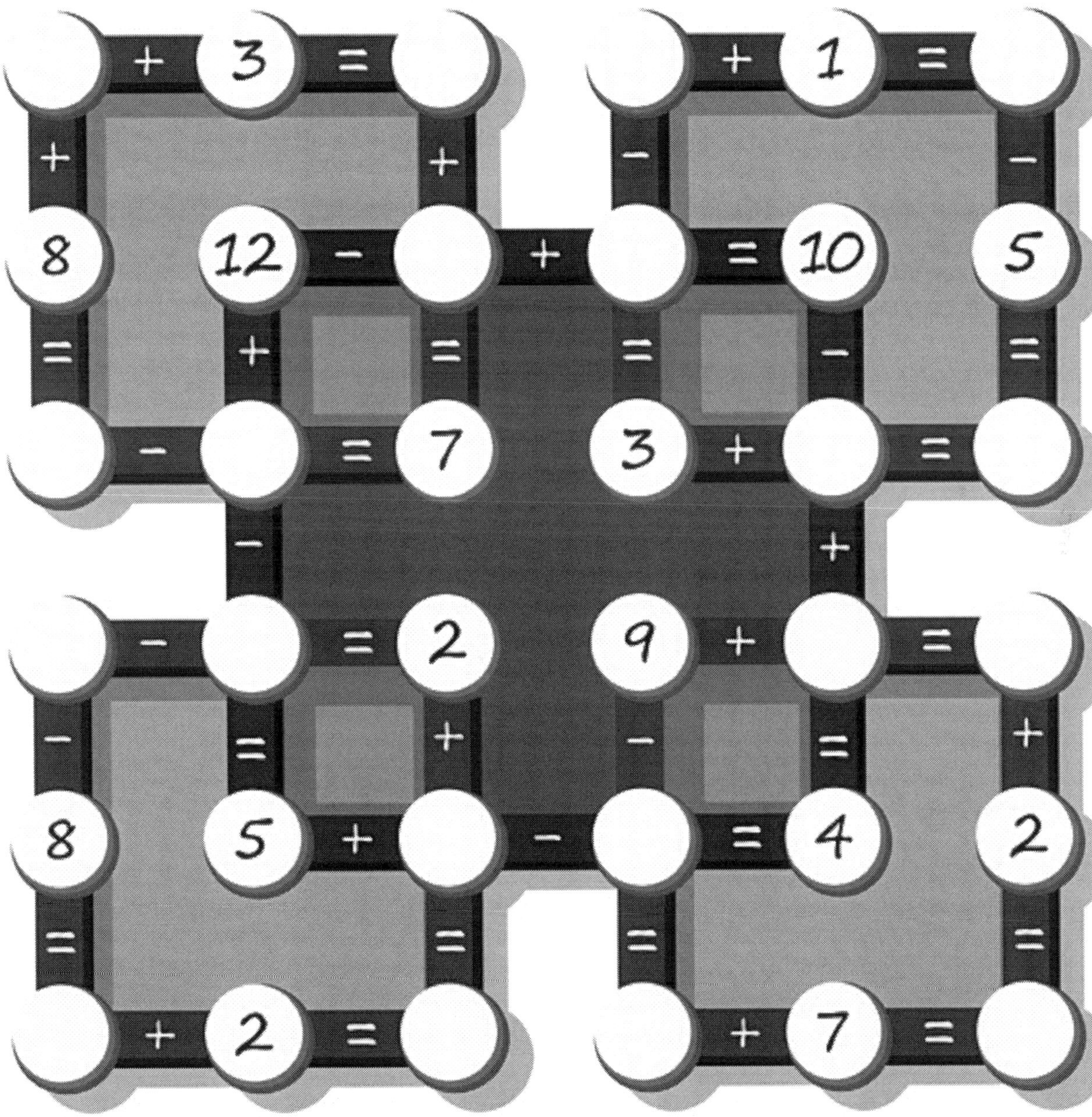

SUDOKU SEMPLIFICATO

(Livello facile) In questo sudoku hai già i pezzetti mancanti compilati ma purtroppo sono mischiati. Seguendo l'esempio completa tu lo schema.

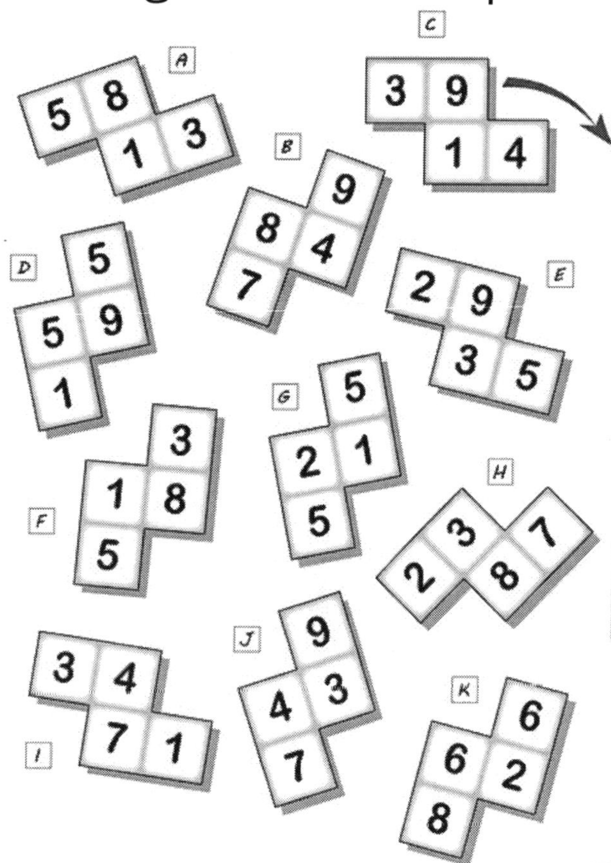

8	6	7	1				2	5
3	9	5			2			6
2	1	4		6		3	8	
7			9					
9	4							8
6		2	4	7		9		1
		6			4			7
			6				3	4
4	7			1	9	8	6	2

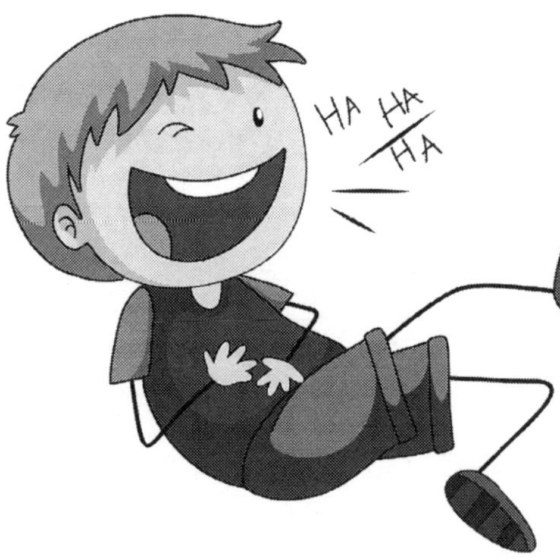

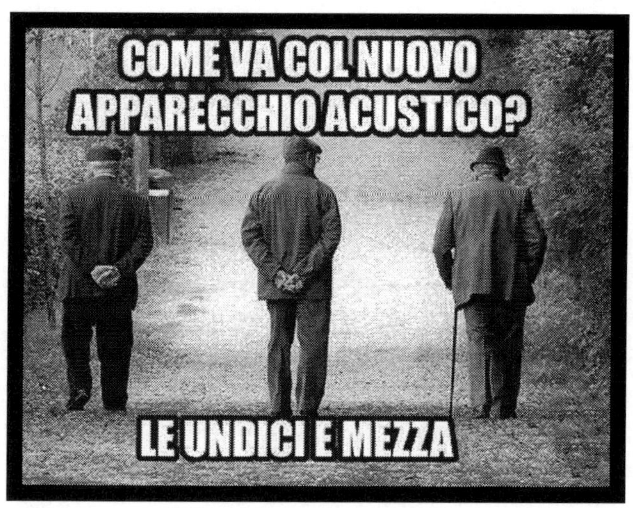

LABIRINTO

(Livello facile) Trova la strada e raggiungi il cucciolo di dinosauro

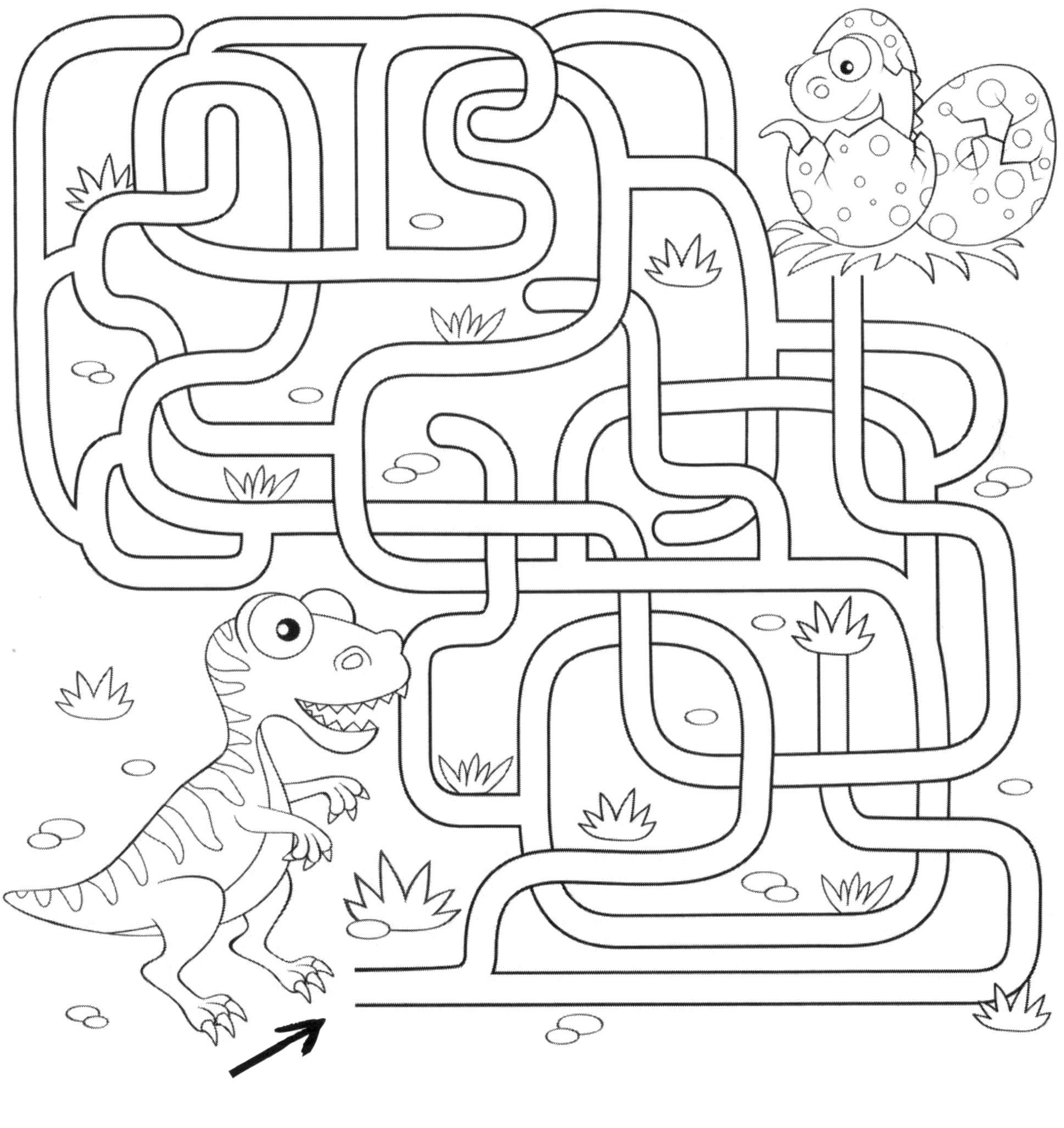

I CARTELLI STRADALI

Descrivi il significato di tutti i cartelli

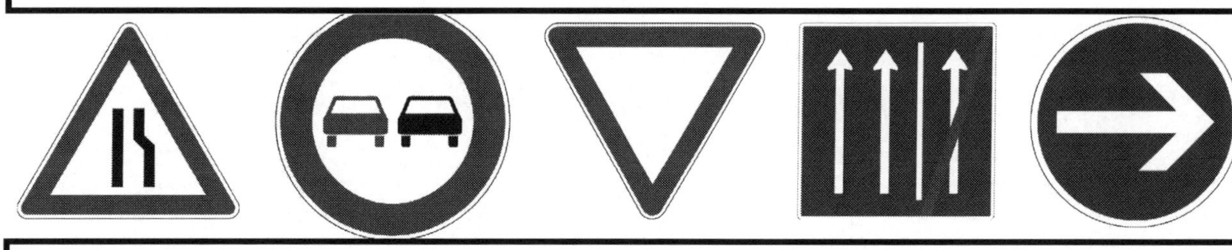

LA VECCHIAIA È LA SEDE DELLA SAPIENZA DELLA VITA, DONIAMOLA AI GIOVANI, COME IL BUON VINO CHE CON GLI ANNI DIVENTA PIÙ BUONO

(papa Francesco)

TRA QUESTE 2 IMMAGINI

(Livello facile)

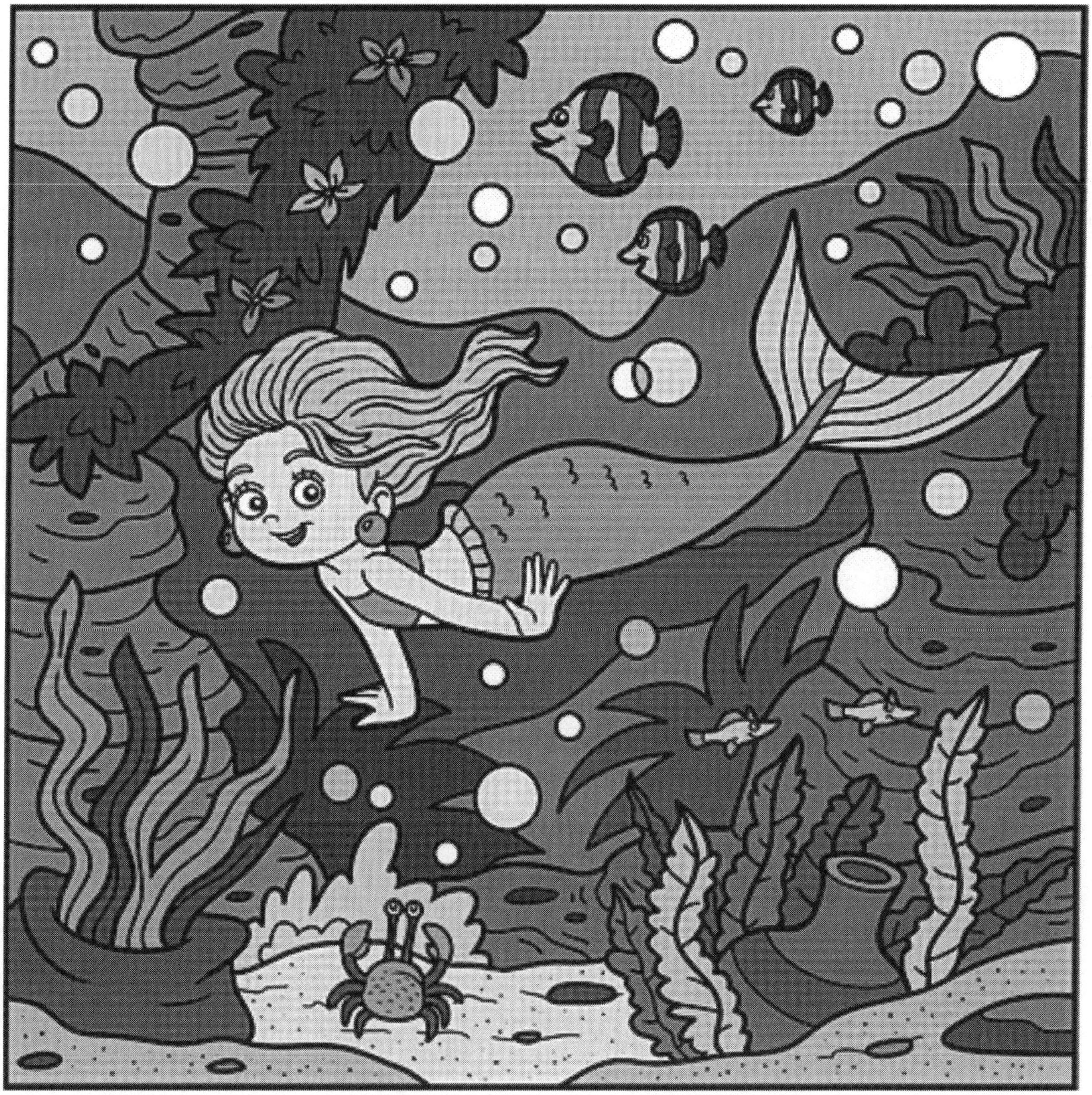

CI SONO 15 DIFFERENZE

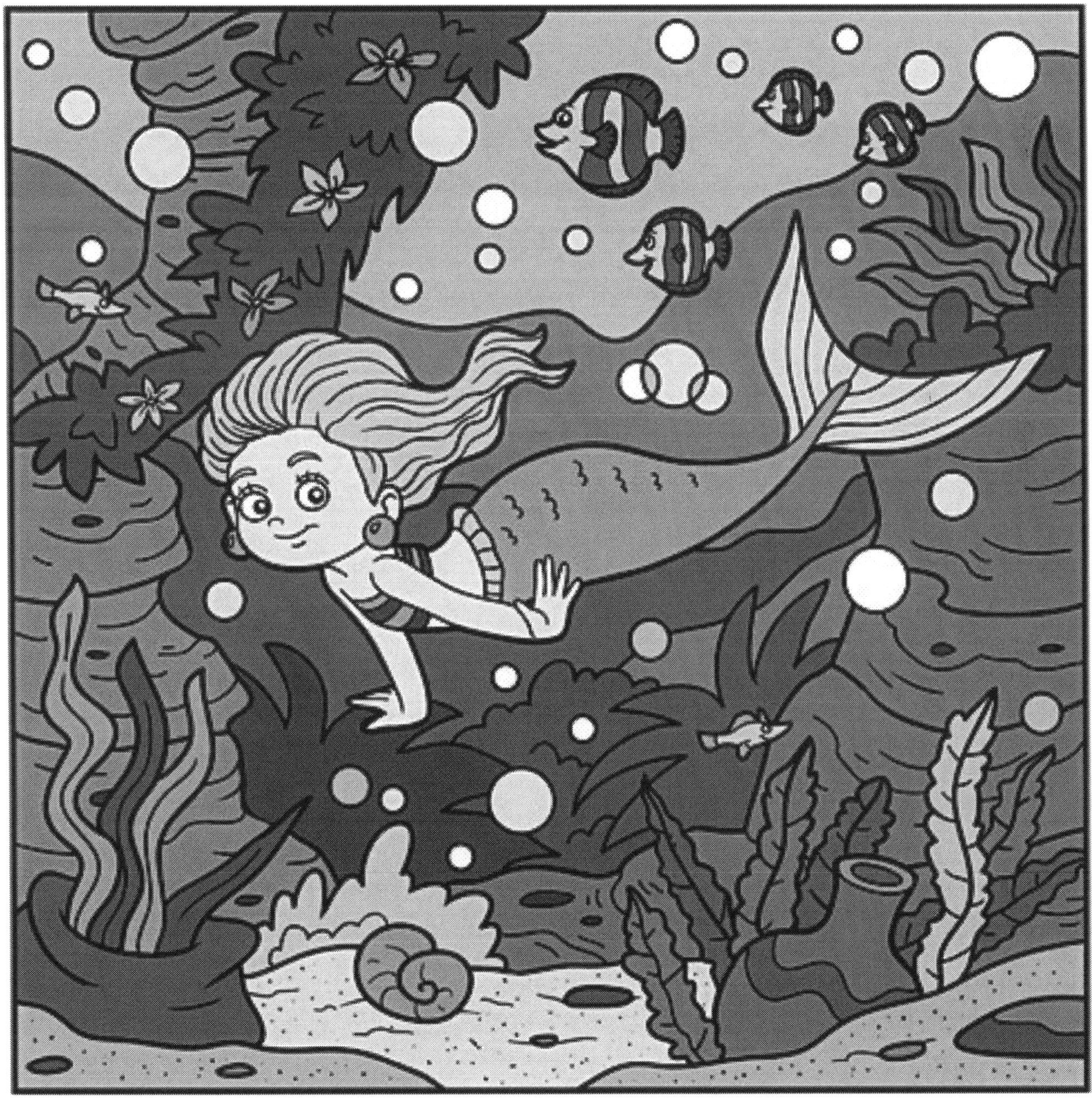

ANIMALI DELLA FORESTA

(Livello medio)

D	R	I	C	C	I	O	P	Z	K	W	F	J	U
O	I	G	U	F	O	V	T	K	D	H	F	I	I
N	B	T	A	S	S	O	A	A	M	G	Q	G	I
N	N	M	T	G	C	I	N	G	H	I	A	L	E
O	O	G	D	X	S	O	R	S	O	Z	L	Q	Q
L	Z	C	R	L	C	E	R	V	O	K	Y	N	W
A	F	A	D	L	U	P	O	X	S	L	Q	W	O
D	Q	C	F	C	C	C	E	A	V	O	L	P	E
W	Y	Q	O	S	C	O	I	A	T	T	O	L	O
J	Z	U	H	U	O	C	I	J	D	K	J	I	Y
O	L	I	G	Y	E	S	E	R	P	E	N	T	E
W	L	L	L	E	U	Q	L	G	X	C	O	G	R
A	H	A	L	U	C	E	R	T	O	L	A	T	L
H	B	K	P	J	V	I	P	E	R	A	Q	O	P

AQUILA - CERVO - CINGHIALE - DONNOLA - GUFO - LUCERTOLA
LUPO - ORSO - RICCIO - SCOIATTOLO - SERPENTE
TASSO - VIPERA - VOLPE

FRUTTA

(Livello medio)

N	H	U	I	H	Z	Z	U	D	P	S	H	T	A
E	E	N	H	P	R	N	L	N	J	H	I	W	E
S	I	A	N	G	U	R	I	A	O	F	K	C	F
P	W	P	V	V	V	P	Y	T	C	F	O	Q	E
O	M	V	B	A	Y	F	P	G	I	B	J	I	B
L	A	A	C	N	H	Z	I	P	L	M	I	N	O
A	N	S	Y	A	I	E	R	R	I	E	C	G	B
K	D	H	U	N	K	C	E	U	E	L	C	G	B
M	A	L	B	A	I	F	N	G	G	A	J	H	N
L	R	S	A	S	W	V	Z	N	I	R	K	L	G
R	I	K	N	C	I	Z	N	A	A	G	Q	H	Z
T	N	G	A	R	F	U	Q	P	E	R	A	G	U
T	O	I	N	V	X	A	R	A	N	C	I	A	X
D	H	N	A	S	U	F	R	A	G	O	L	A	C

ANANAS - ANGURIA - ARANCIA - BANANA
CILIEGIA - FRAGOLA - KIWI - MANDARINO
MELA - NESPOLA - PERA - PRUGNA

GLI OGGETTI NASCOSTI

(Livello medio)

TROVA, NELL'IMMAGINE A FIANCO
QUESTI OGGETTI NASCOSTI

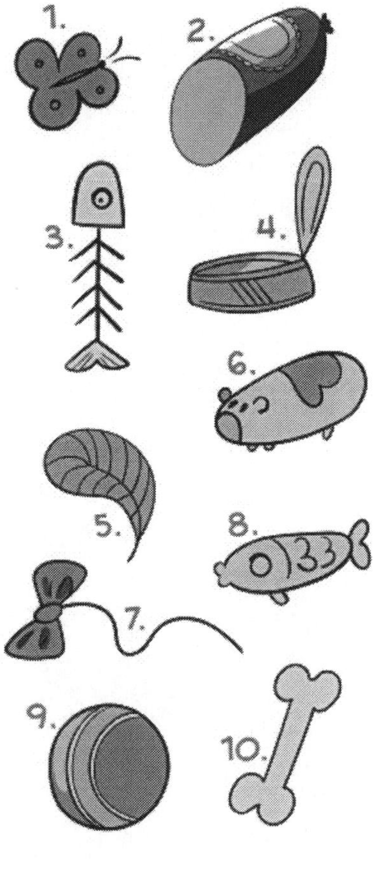

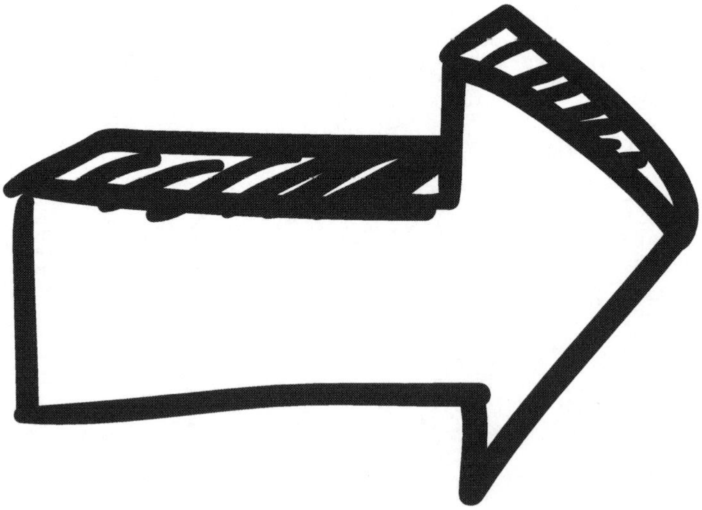

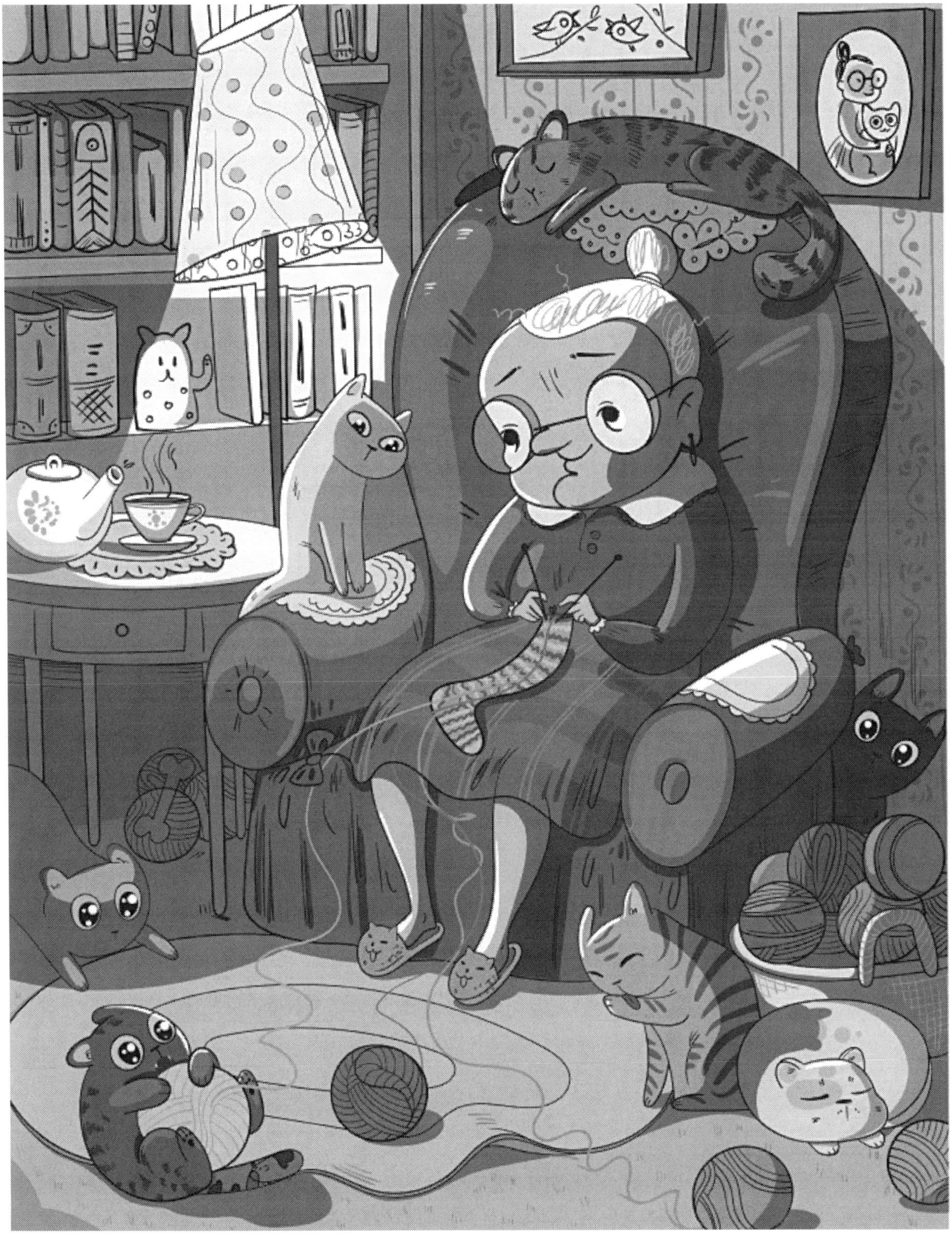

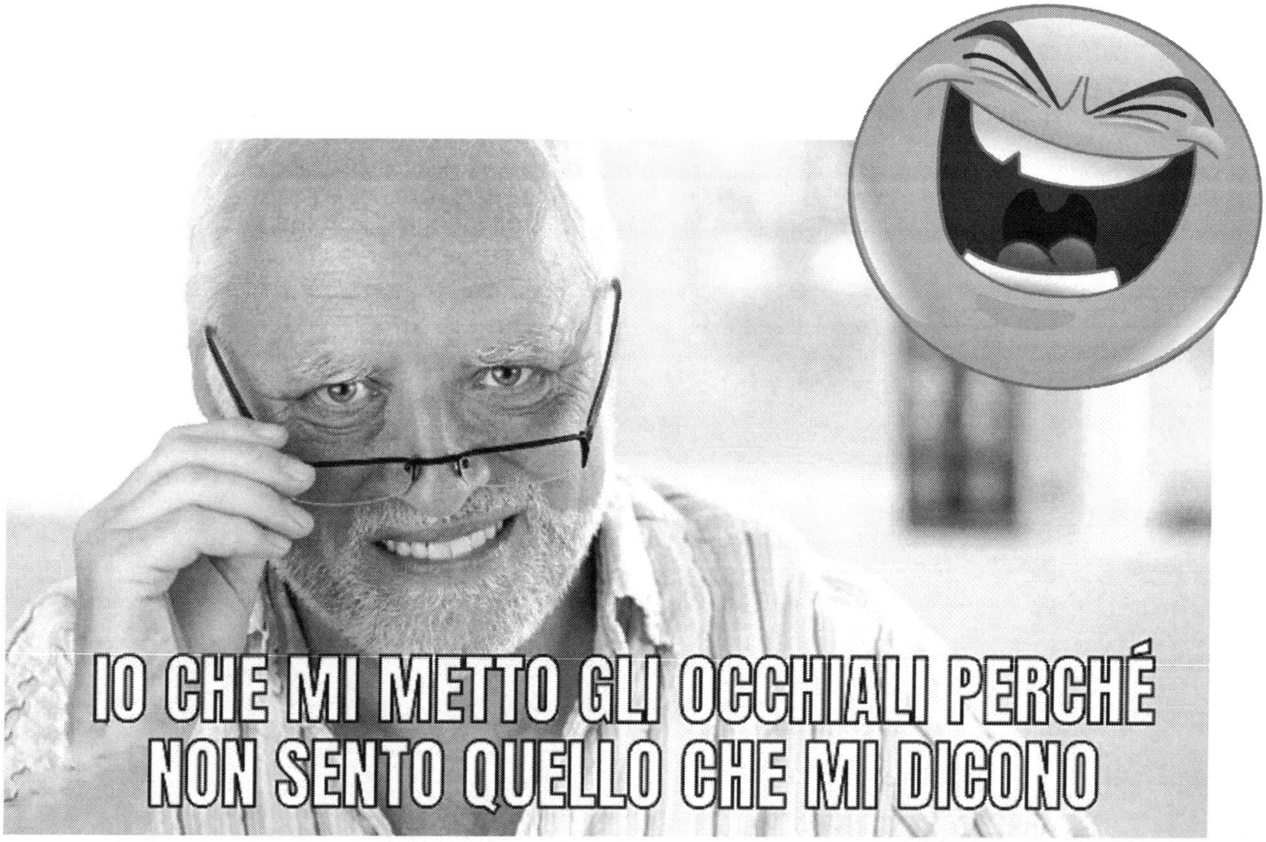
IO CHE MI METTO GLI OCCHIALI PERCHÉ
NON SENTO QUELLO CHE MI DICONO

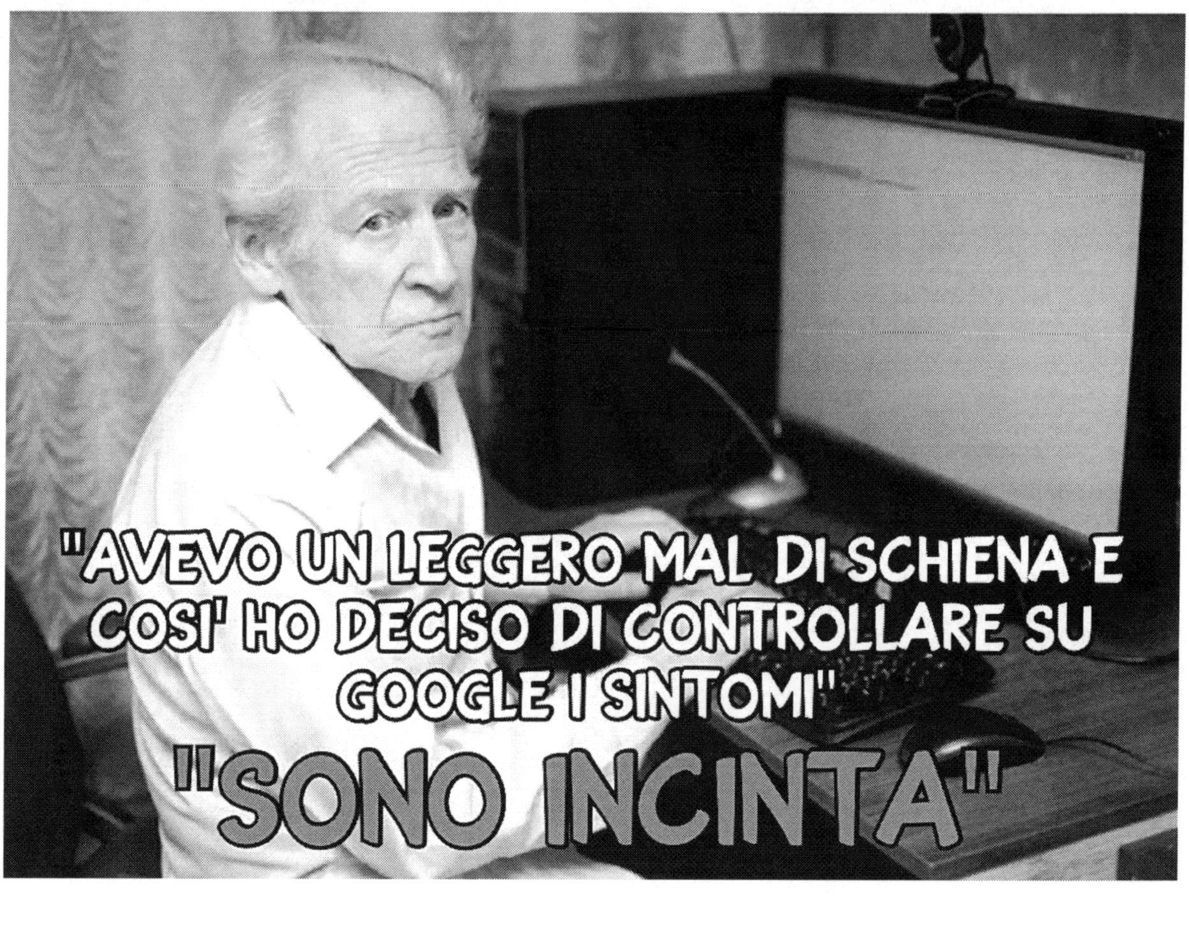
"AVEVO UN LEGGERO MAL DI SCHIENA E
COSI' HO DECISO DI CONTROLLARE SU
GOOGLE I SINTOMI"
"SONO INCINTA"

INSERISCI LE LANCETTE AL GIUSTO ORARIO

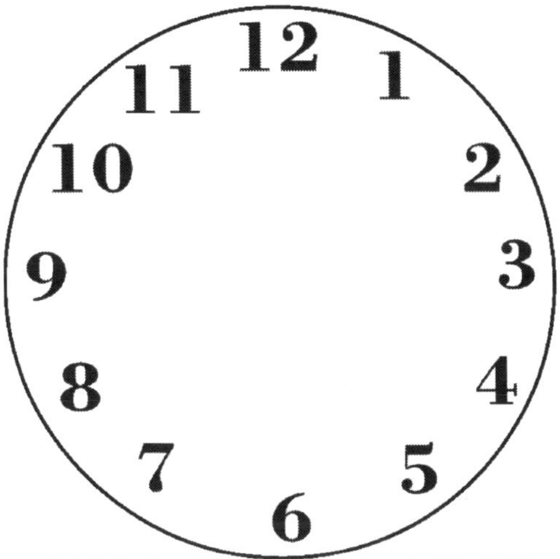

18:30

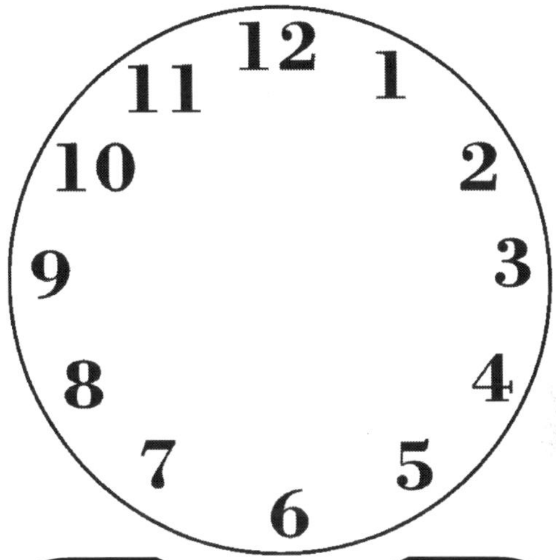

14:20

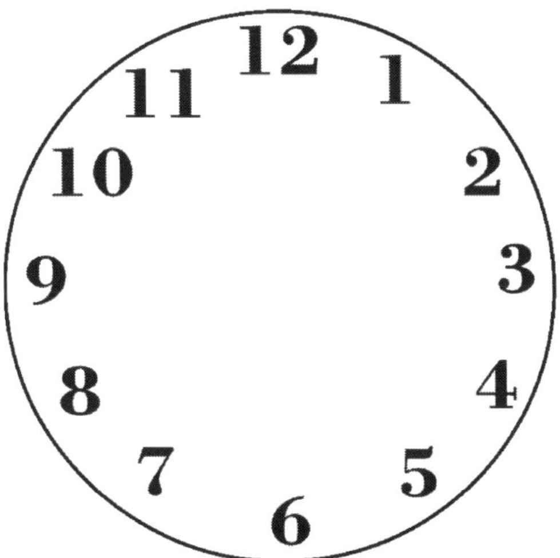

11:45

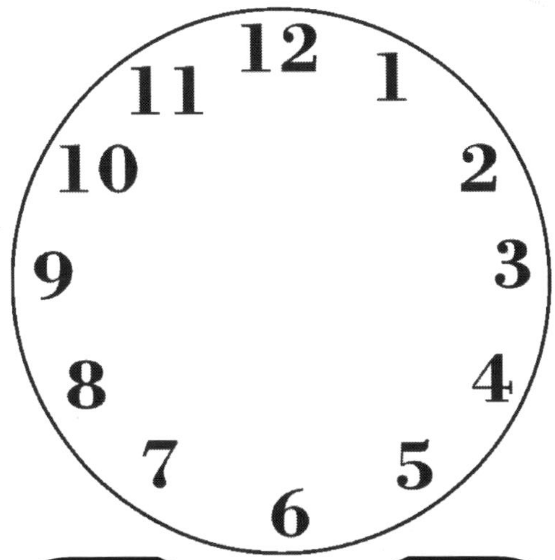

04:50

UNISCI I PUNTINI

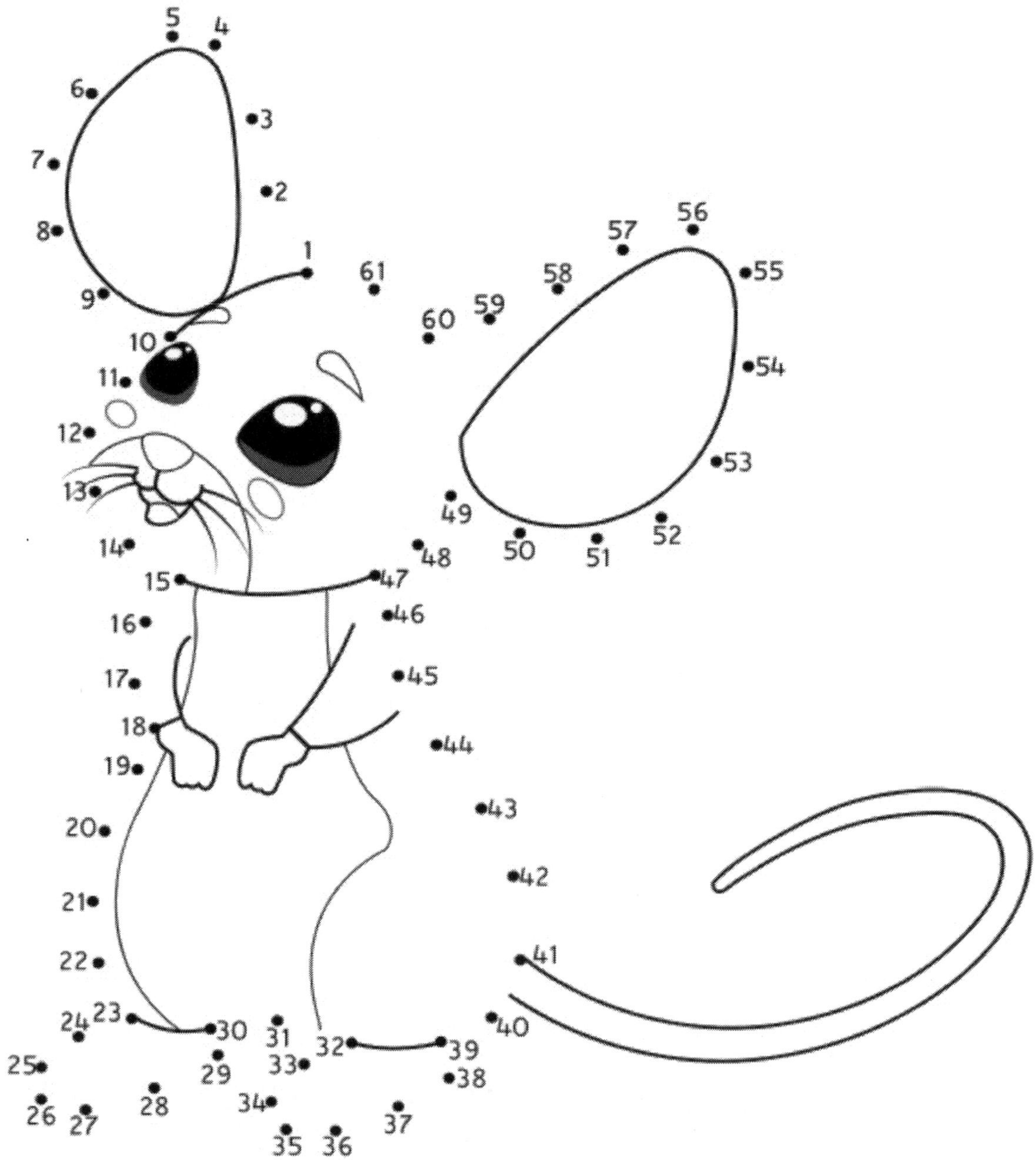

COLLEGA LE CHIAVI AL LUCCHETTO ESATTO

(Livello facile)

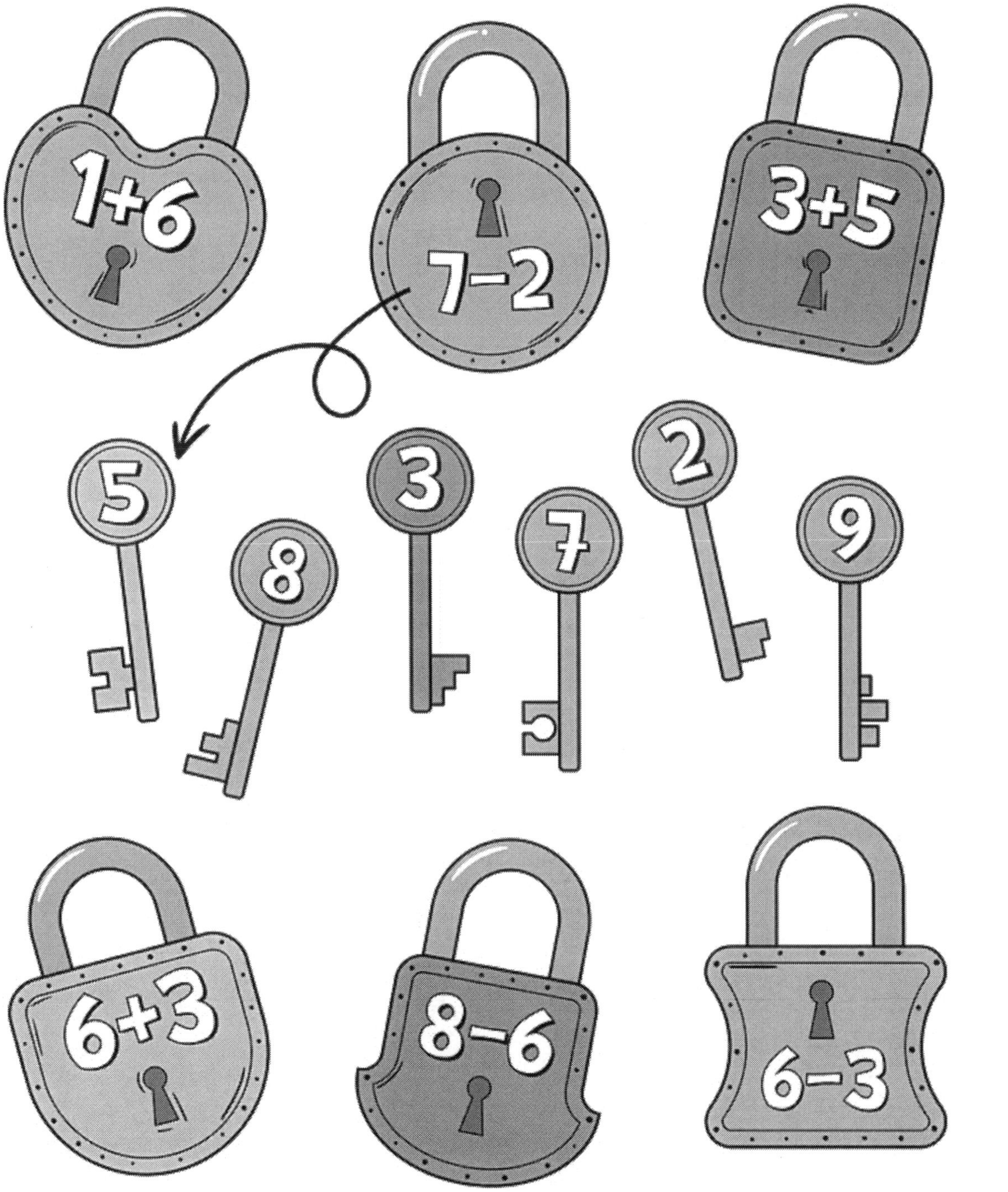

COLLEGA TRA LORO LE OPERAZIONI CHE HANNO LO STESSO RISULTATO

(Livello facile)

8+2-5 2+4+1 7-1-3 5+4-7

3+4 6-4 9-4 8-5

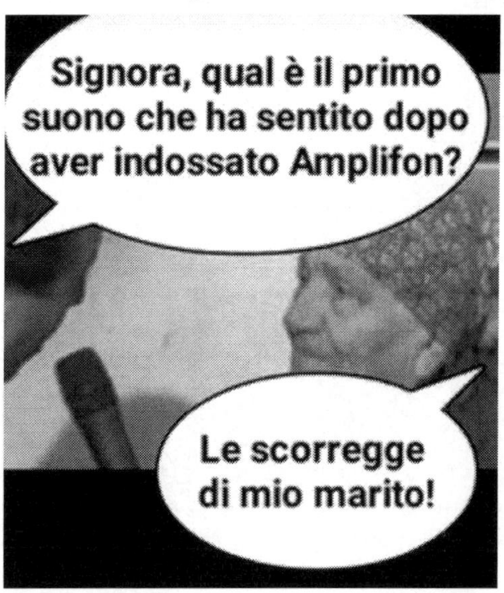

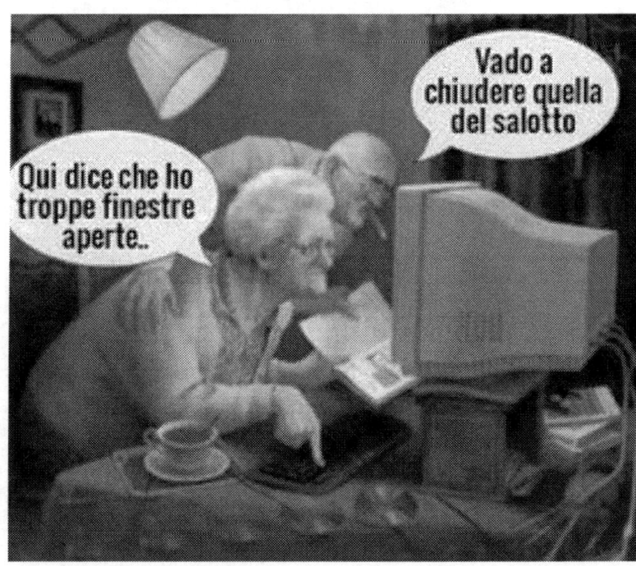

Devi stare in forma.

Mio nonno iniziò a camminare per cinque miglia al giorno quando aveva sessant'anni. Ora ne ha novantasette, e non sappiamo dove diavolo sia finito.

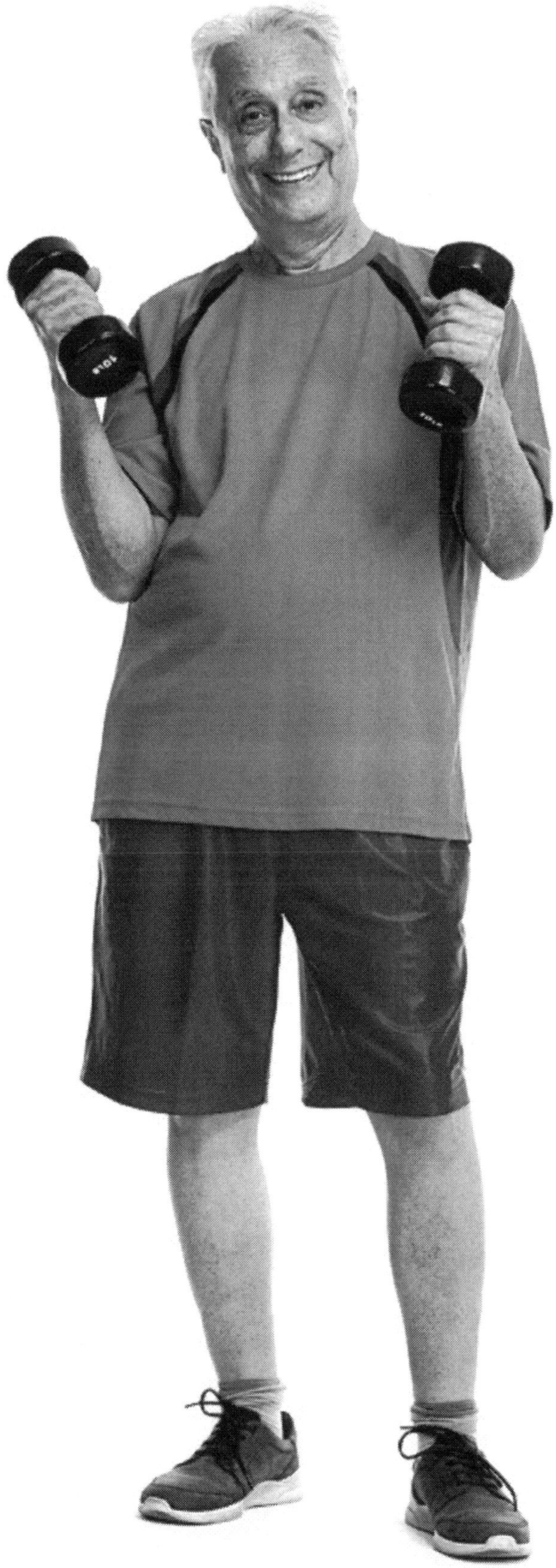

TROVA LA STRADA CORRETTA

(Livello facile)

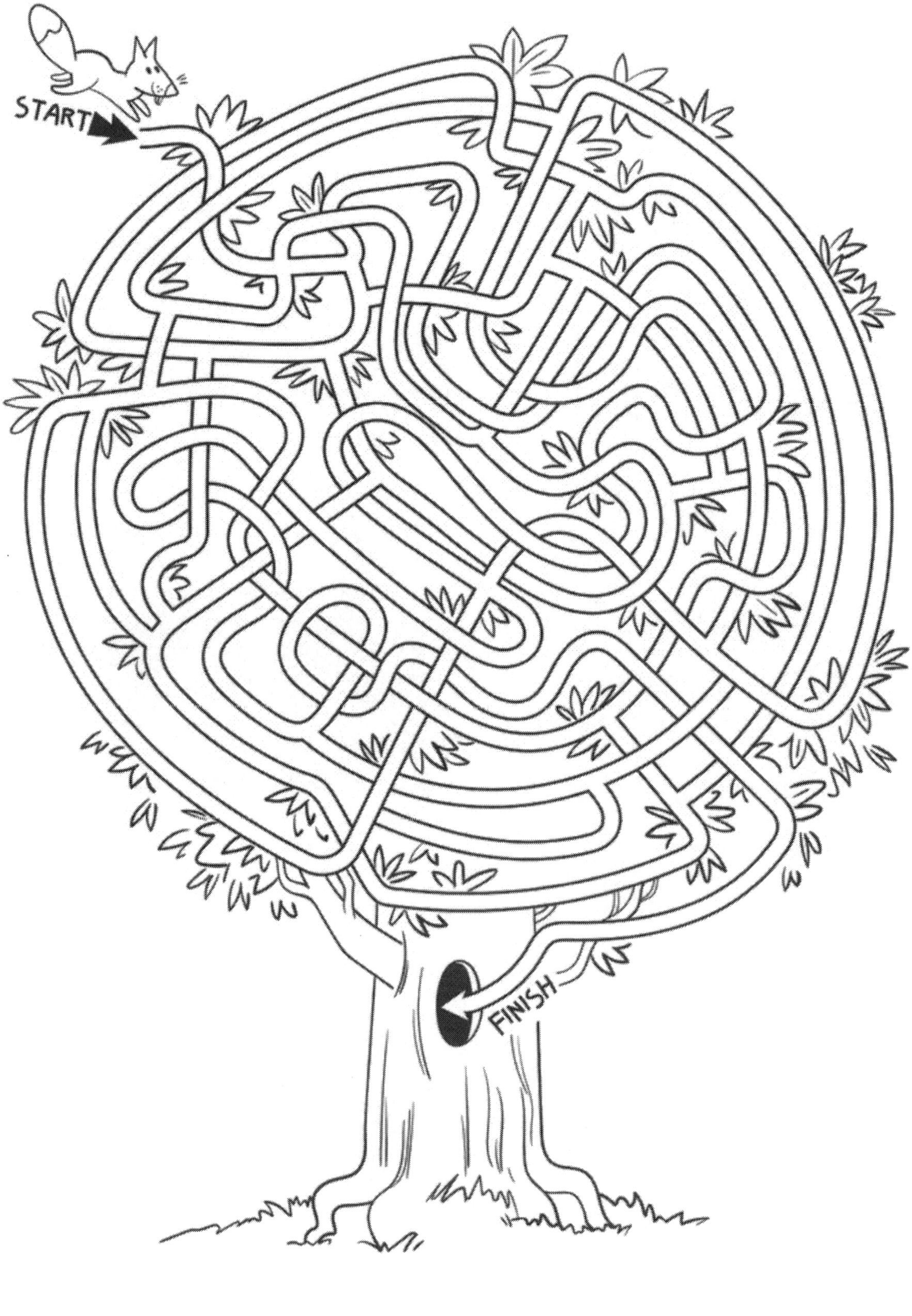

SUDOKU

(Livello medio)

7								
						4	8	6
1		3	6					
8			5				6	
				2		1		7
		1			9		2	
			4					
		8					1	
		2			1	9	7	8

					2			
			4					5
	7							
3				7			1	
				2		8		9
9				8		5		3
		5						
	4			6		1	8	
1	2		9					6

9					3	4		
2			5					
				7	4			
			4		1		6	
	9				7	8		3
5								
8		7			9			6
		9		1				
	6					7	1	

			1	4	5			
						2		8
6	5							
						9	6	
4	2				3			
3		5	7		6			
			2	8				
	7					3		
2						7	1	

GLI OGGETTI NASCOSTI

TROVA, NELL'IMMAGINE A FIANCO
QUESTI OGGETTI NASCOSTI

(Livello facile)

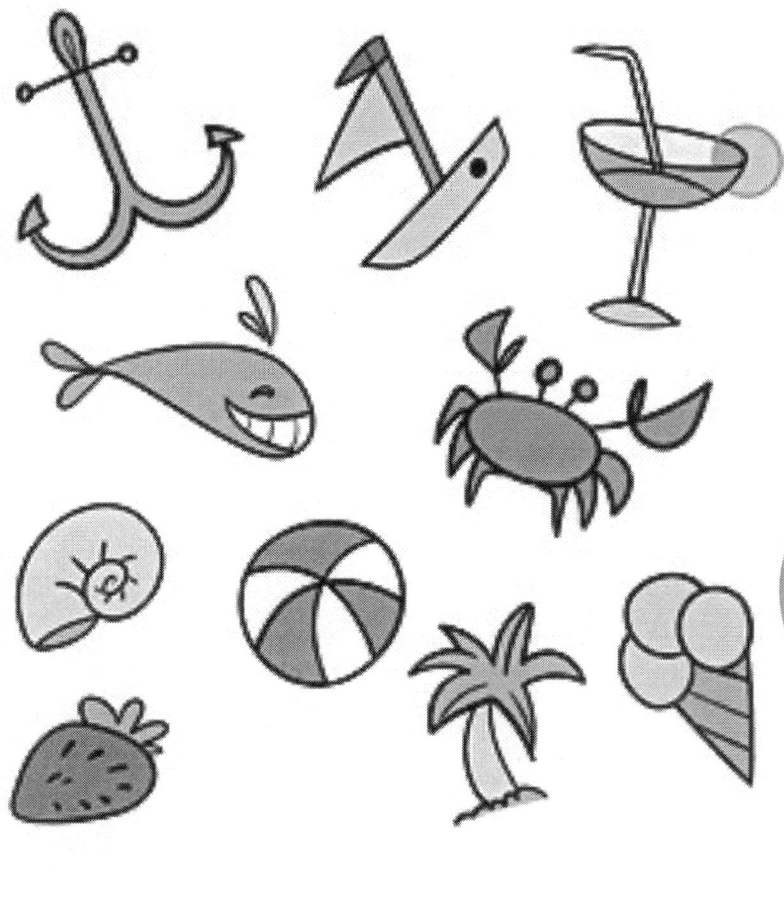

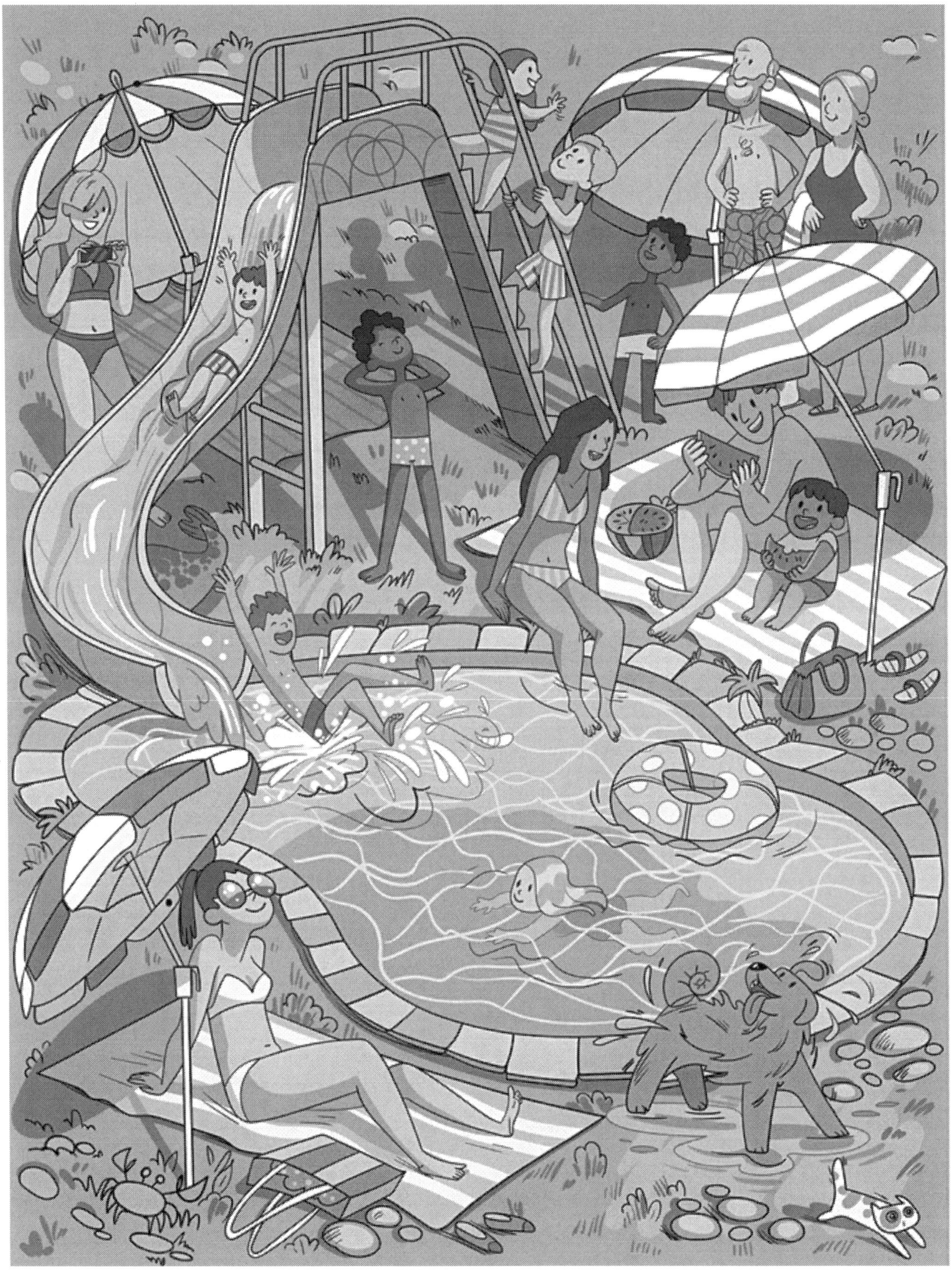

I 4 SEGNI

LO SCOPO DEL GIOCO È OTTENERE IL TOTALE INDICATO NELL'ULTIMA CASELLA DELLA RIGA RISPETTANDO LA SEGUENTE REGOLA:

• TRA I NUMERI DATI PIAZZARE UNA E UNA SOLA VOLTA CIASCUNO DEI 4 SEGNI (+, -, X, :)

(Livello medio)

7 ☐ 9 ☐ 14 ☐ 2 ☐ 9 = 9

26 ☐ 12 ☐ 8 ☐ 7 ☐ 15 = 14

35 ☐ 7 ☐ 17 ☐ 13 ☐ 8 = 90

44 ☐ 11 ☐ 5 ☐ 6 ☐ 15 = 20

7 ☐ 1 ☐ 12 ☐ 4 ☐ 23 = 4

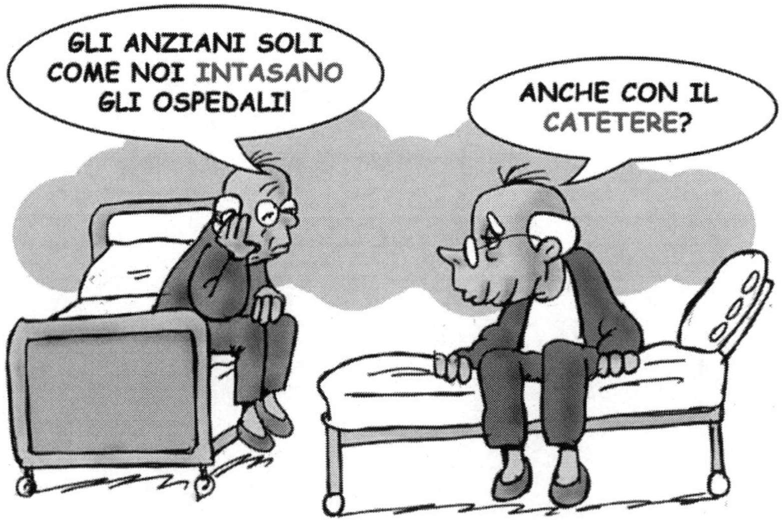

LE OSSA

(Livello medio)

M	J	C	O	M	E	R	O	D	K	M	K	K	Z
S	Y	C	C	Q	M	E	T	A	C	A	R	P	O
C	M	E	T	A	T	A	R	S	O	A	E	F	M
N	X	Z	Z	P	T	H	F	E	M	O	R	E	A
Y	C	X	A	F	E	I	J	E	L	W	D	I	N
U	R	C	R	A	W	R	B	R	O	T	U	L	A
K	P	X	O	R	D	O	O	I	K	U	V	L	A
I	I	B	C	S	K	X	F	N	A	B	S	F	M
U	L	N	A	K	T	M	V	Z	E	P	T	R	E
B	M	A	L	L	E	O	L	O	Y	Y	E	A	N
H	D	F	V	E	B	B	L	I	F	S	R	P	I
W	W	J	C	K	P	P	Z	E	R	I	N	J	S
Z	P	B	F	C	P	X	R	A	D	I	O	I	C
U	M	A	N	D	I	B	O	L	A	W	J	L	O

COSTOLE - FEMORE - MALLEOLO - MANDIBOLA
MENISCO - METACARPO - METATARSO - OMERO
PERONE - RADIO - ROTULA
STERNO - TIBIA - ULNA

KAKURO

Il Kakuro si gioca su una griglia rettangolare suddivisa in celle bianche e nere. Le celle nere indicano le somme delle cifre orizzontali o verticali.

Obiettivo: L'obiettivo del gioco è completare la griglia riempiendo tutte le celle bianche con numeri da 1 a 9. Ogni numero può essere inserito solo una volta in ogni riga e colonna.

Indizi: Le celle nere contengono un numero nel loro angolo superiore sinistro. Questo numero rappresenta la somma dei numeri che devono essere inseriti nelle celle bianche consecutive, sia orizzontalmente che verticalmente. Ad esempio, se un numero 7 appare in una cella nera, dovrai trovare due numeri consecutivi la cui somma sia 7 (es. 1 e 6 o 3 e 4).

Limitazioni: Le somme dei numeri devono essere ottenute utilizzando solo numeri da 1 a 9 senza ripetizioni nella stessa riga o colonna.

Strategia: Per risolvere il Kakuro, puoi utilizzare una combinazione di logica e deduzione. Inizia cercando le celle nere con le somme più basse e prova a identificare le possibili combinazioni di numeri che soddisfano la somma. Successivamente, utilizza le relazioni tra le somme orizzontali e verticali per risolvere gradualmente la griglia.

Prova ed errore: Nel Kakuro, a volte è necessario fare delle supposizioni e verificare se portano a una soluzione coerente. Se scopri che una scelta iniziale porta a una contraddizione, allora dovrai tornare indietro e provare un'altra opzione.

Persistenza: Il Kakuro richiede pratica e pazienza. Man mano che acquisisci esperienza, svilupperai strategie più avanzate per risolvere le griglie complesse.

Ricorda che il Kakuro è un gioco di logica che richiede concentrazione e dedizione. Buon divertimento mentre ti cimenti in questa sfida numerica!

(Livello difficile)

	31 ↓	45 ↓		44 ↓	38 ↓	11 ↓		38 ↓		44 ↓	26 ↓	16 ↓	17 ↓	6 ↓	8 ↓
15 →			29 ↓ 18 →				2 →		8 ↓ 26 →						
28 →							3 ↓ 31 →							7 ↓ 7 →	
40 →									2 ↓ 22 →						5 ↓
29 →						4 ↓	10 ↓ 18 →					10 ↓ 10 →			
36 →									36 ↓ 13 →				24 ↓ 2 →		17 ↓
21 →						3 ↓ 34 →								16 ↓ 8 →	
	22 ↓ 5 →		26 ↓ 35 →								23 ↓ 21 →				
15 →					11 ↓ 1 →		7 ↓ 34 →								19 ↓
14 →				5 ↓ 6 →		14 ↓ 7 →		9 ↓ 5 →		4 ↓ 6 →		12 ↓ 15 →			
9 →		18 →					8 ↓ 39 →							8 ↓ 8 →	
8 →		34 →								12 →			14 →		

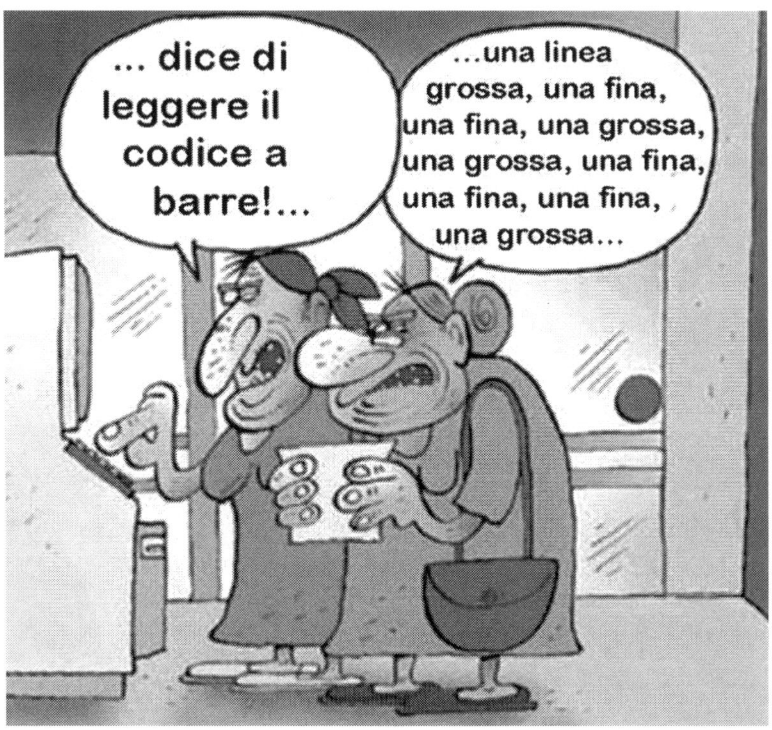

(Livello difficile)

■	8 \	35 \	24 \	8 \	■	30 \	4 \	20 \	18 \
\ 29					\ 27				
\ 19					4 \ 13				
■	17 \ 26						4 \ 17		
\ 16			17 \	35 \ 8				32 \	4 \
\ 30					17 \ 12				
■	10 \	24 \ 22				13 \	9 \ 3		
\ 9			5 \ 35						12 \
\ 28					\ 24				
\ 19					\ 13				

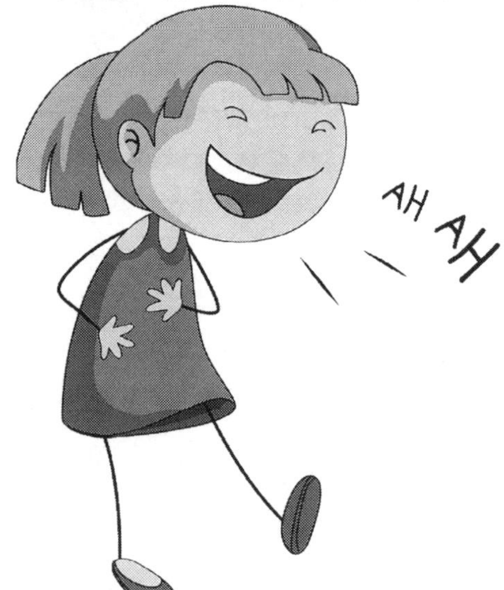

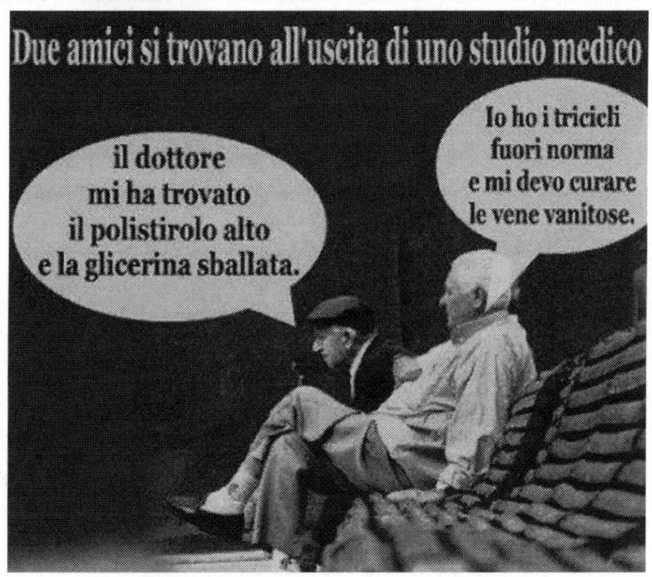

REBUS (Livello medio)

(Frase: 5,7,6)

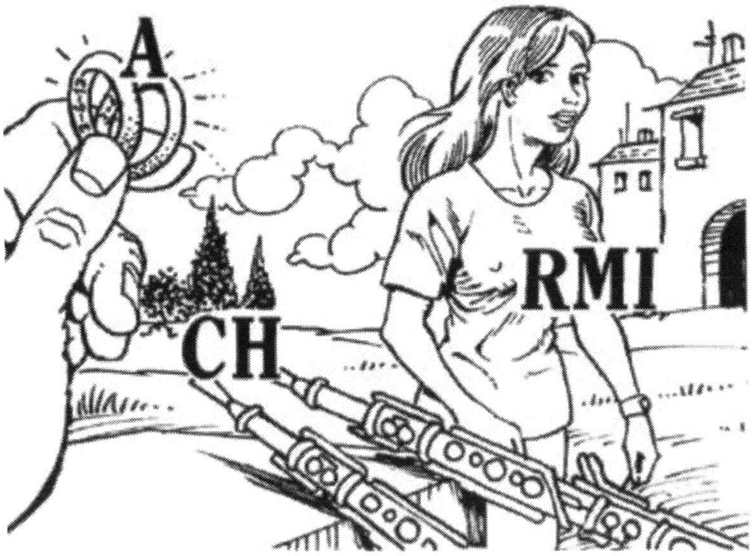

(Frase: 9,9)

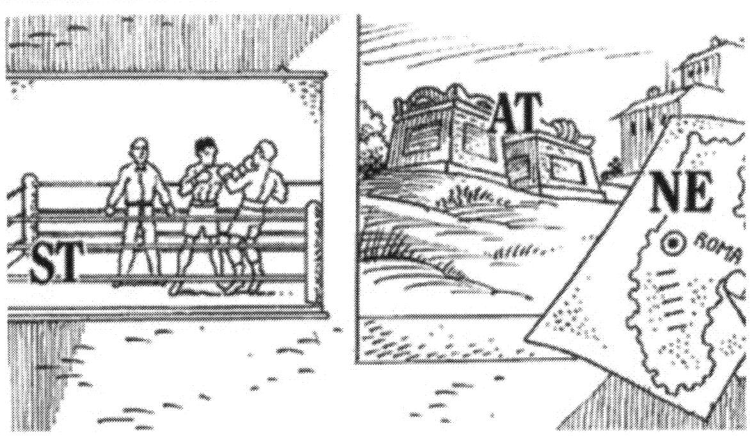

STRANE MA VERE

"La leggenda di Nascondere le scope"

è una tradizione norvegese legata al Natale. Si tratta di un antico rito popolare che ha origini nella superstizione e nel folklore scandinavo. Secondo questa leggenda, nella notte della vigilia di Natale, le streghe e gli spiriti maligni venivano creduti in cerca di scope da rubare per volare in cielo e compiere azioni malvagie.

Per proteggersi da queste forze oscure, le persone in Norvegia e in alcune altre parti della Scandinavia avrebbero nascosto le loro scope e altri strumenti per la pulizia. Questo gesto aveva l'obiettivo di impedire agli spiriti maligni di impossessarsi di questi oggetti e usarli per scopi negativi. Si diceva che le streghe fossero attratte dalle scope e che le rubassero per poi utilizzarle per volare attraverso il cielo notturno.

Nel corso degli anni, questa tradizione si è evoluta in un aspetto divertente delle celebrazioni natalizie. Molte persone in Norvegia continuano a nascondere le scope nella notte della vigilia di Natale, ma lo fanno principalmente per gioco e per mantenere viva la tradizione. È diventato un modo per coinvolgere i bambini e creare un'atmosfera giocosa durante le festività.

In breve, la leggenda di Nascondere le scope in Norvegia rappresenta un connubio di superstizione e tradizione natalizia, con un tocco di umorismo e folklore.

TROVA LA STRADA CORRETTA

(Livello medio)

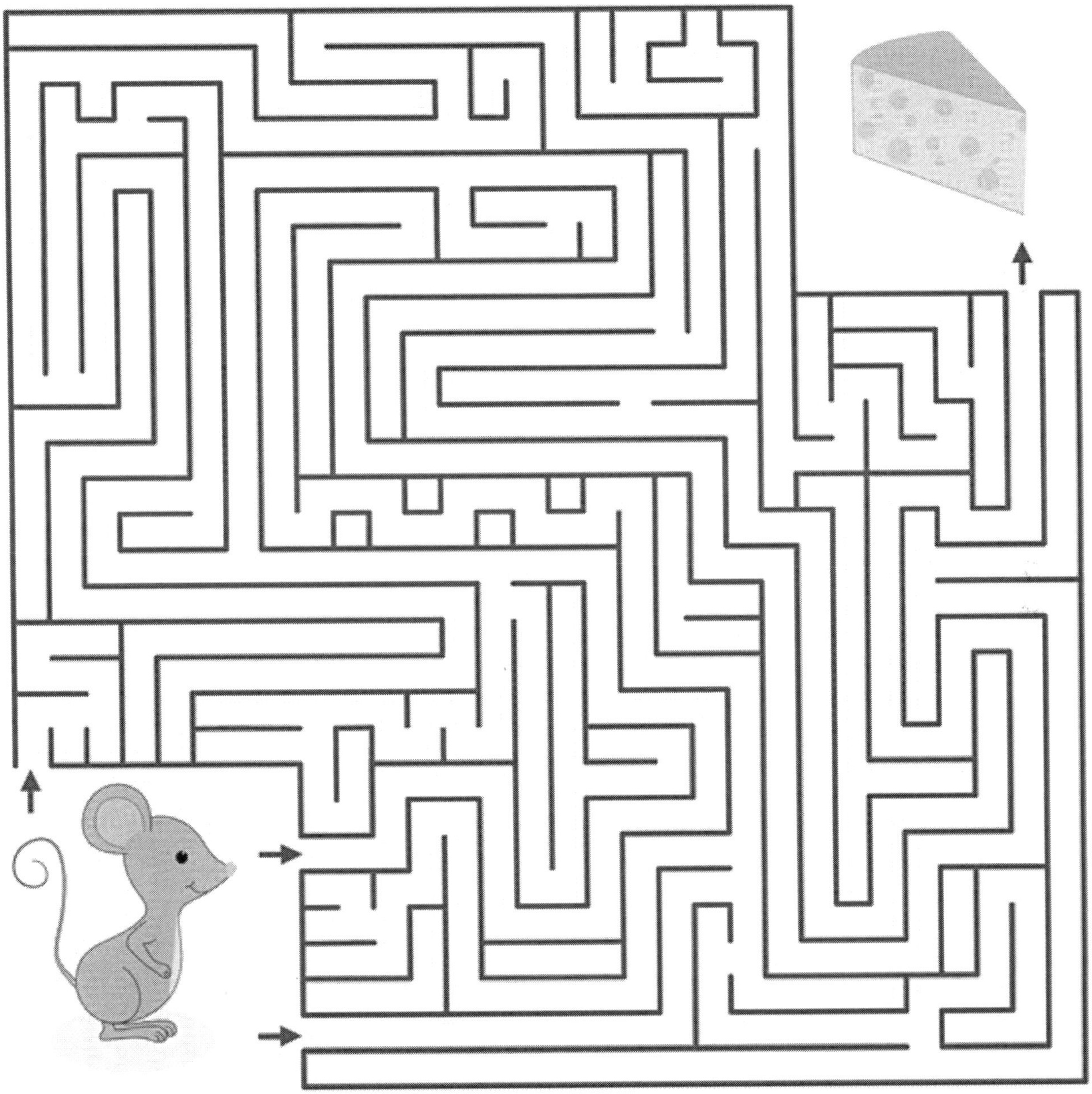

CRUCIVERBA CIFRATO

(Livello facile)

1 C	2 I	3 N	4 A	■	4	5	2	6	3	7
7	7	■	8	4	3	2	3	7	■	9
10	■	1	■	11	4	3	7	■	12	9
7	12	6	10	2	1	7	■	8	13	11
■	4	5	4	3	2	■	5	2	10	6
8	2	4	3	7	■	12	4	10	4	14
10	4	10	4	■	1	4	10	7	5	■
7	5	6	■	12	4	3	4	15	6	10
13	6	■	12 M	4 A	3 N	2 I	■	4	■	7
11	■	1	4 A	10	14	6	10	■	5	11
14	7	3	2 I	1	7	■	1 C	6 E	10 R	4 A

CERCHIA TUTTO QUELLO CHE POTREBBE SERVIRTI PER CUCINARE UNA TORTA DI MELE

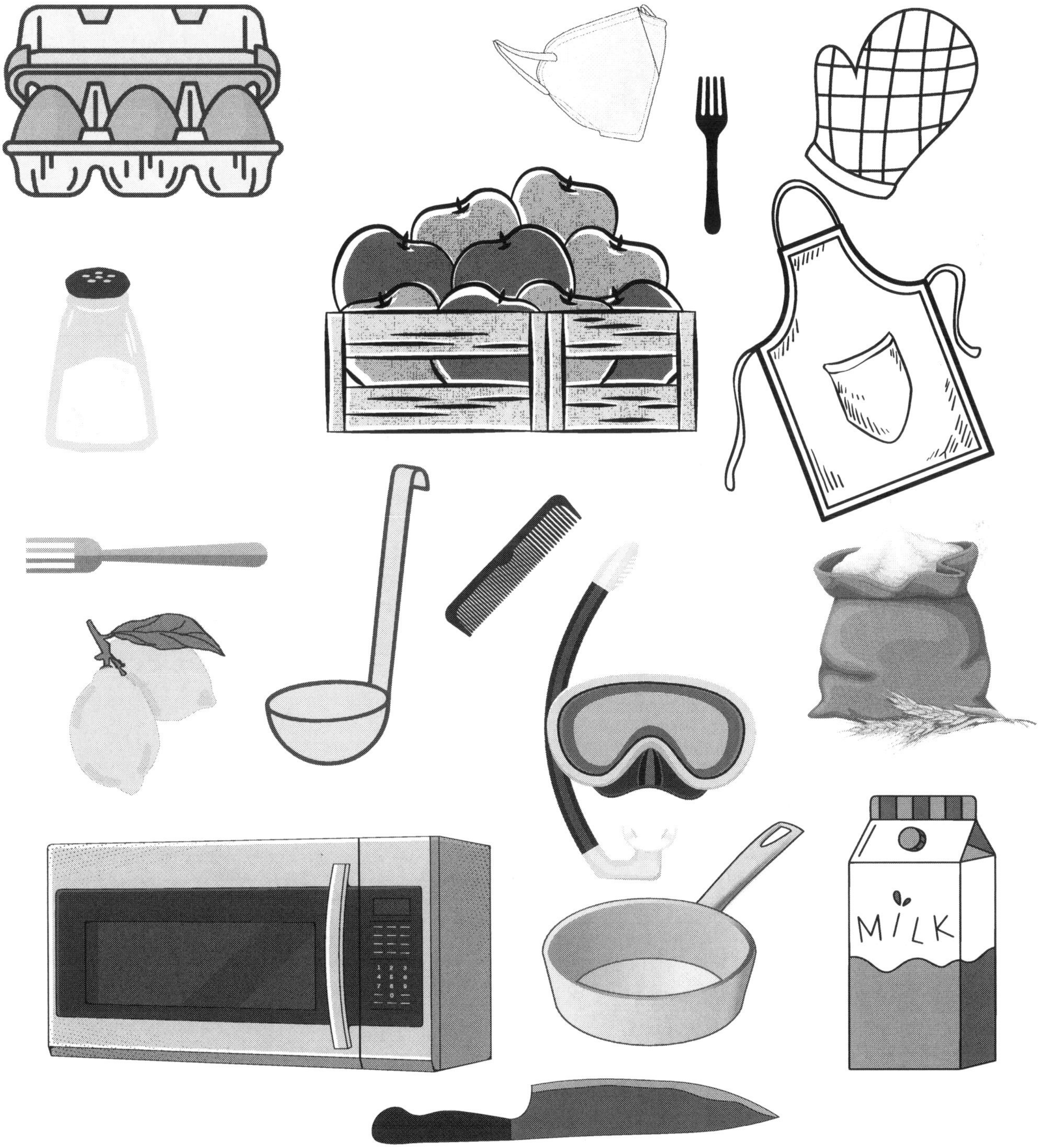

IL SALVADANAIO

QUANTI SOLDI CONTIENE IL MIO SALVADANAIO?

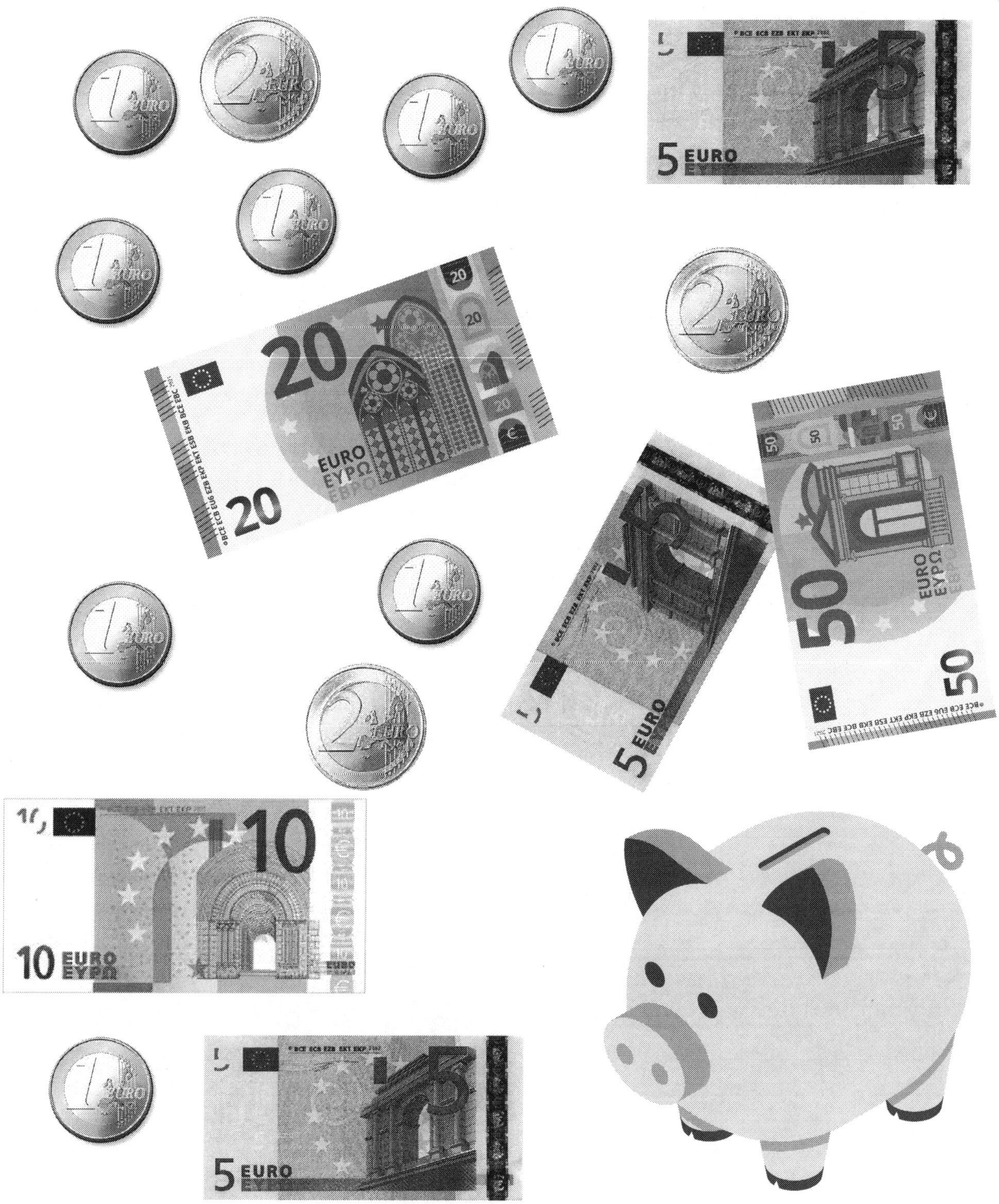

(Livello difficile)

	4	2				9	8						8	2				9	4	
7								2				6								5
8			2		5			7				5			7		9			3
		6		4		8								4		2		5		
			8		3										6		7			
		8		5		3								3		9		8		
9			5		7										1		8			9
5								3	1		4	2								1
	7	4					5						1					7	6	
							7			3			8							
									8		6									
							8			5			4							
	2	7					6						7					1	5	
4								5	7		9	1								8
8			6		1										8		4			7
		8		2		6								8		9		4		
			9		8										7		1			
		3		7		2								5		4		7		
6			8		5			2				6			3		7			4
9								6				4								6
	4	5				3	1						8	7				5	3	

SUDOKU SAMURAI

CRUCIVERBA SILLABICO
(Livello facile)

■	1	2		3	■	4		5	■	6		7
8			■	9	10		■	11	12		■	
13		■	14			■	15			■	16	
	■	17			■	18			■	19		
■	20			■	21			■	22			■
23			■	24			■	25			■	26
27		■	28			■	29			■	30	
	■	31			■	32			■	33		
34			■	35			■	36				■

ORIZZONTALI: 1. Astuto espediente - **4.** Tirare pedate - **6.** Cofani per tesori - **8.** Il pittore Crespi - **9.** Povero d'intelligenza - **11.** Vi si ammira Villa Adriana - **13.** I suoi lupi sono uomini - **14.** La pop star di *Like a Virgin* - **15.** Salgono in cattedra - **16.** Soldati con lo zaino - **17.** Coperte da indumenti - **18.** Brano d'opera lirica - **19.** Provvisti - **20.** Il suo "Resto" è un giornale - **21.** Tutt'altro che limpida - **22.** Il fascino del leader - **23.** Una valle dell'Adige - **24.** Regione storica tedesca - **25.** Le Alpi con l'Adamello - **27.** Subisce la pilatura - **28.** Esibirsi... vocalmente - **29.** Personaggi influenti che sostengono un'iniziativa benefica - **30.** Larghe zappe - **31.** È pratico quello tascabile - **32.** Gaia - **33.** Nel Frusinate - **34.** Quantità determinate - **35.** Accurate verifiche - **36.** La terza è lo spazio.

VERTICALI: 1. Giunte dall'estero - **2.** Correlativo di "quale" - **3.** Era simile al mammut - **4.** Opposto al freddo - **5.** Riluttanza a dire ciò che si sa - **6.** Fu signoria degli Ordelaffi - **7.** Seccati - **8.** Un tessuto pregiato - **10.** La Wertmüller cineasta - **12.** Solenni promesse - **14.** Robusto cane da guardia - **15.** Si conclude con un punto interrogativo - **16.** Un lenzuolo vagante nei vecchi castelli - **17.** Uno famoso è Paul Cayard - **18.** Pianta boschiva dai bei fiori bianchi profumati - **19.** Tipi di colonne - **20.** Ricco di polpa - **21.** Rientrare da un viaggio - **22.** Bacinelle di lavabi - **23.** Non menzognera - **24.** Guidano i laureandi - **25.** Ostili al progresso - **26.** Bagna Gaeta - **28.** La città con la Pilotta - **29.** Pezzi dell'elica - **30.** Abiti maschili da cerimonia - **31.** Botteghe di panettieri - **32.** Li ignora l'egoista - **33.** Congiurò con Bruto.

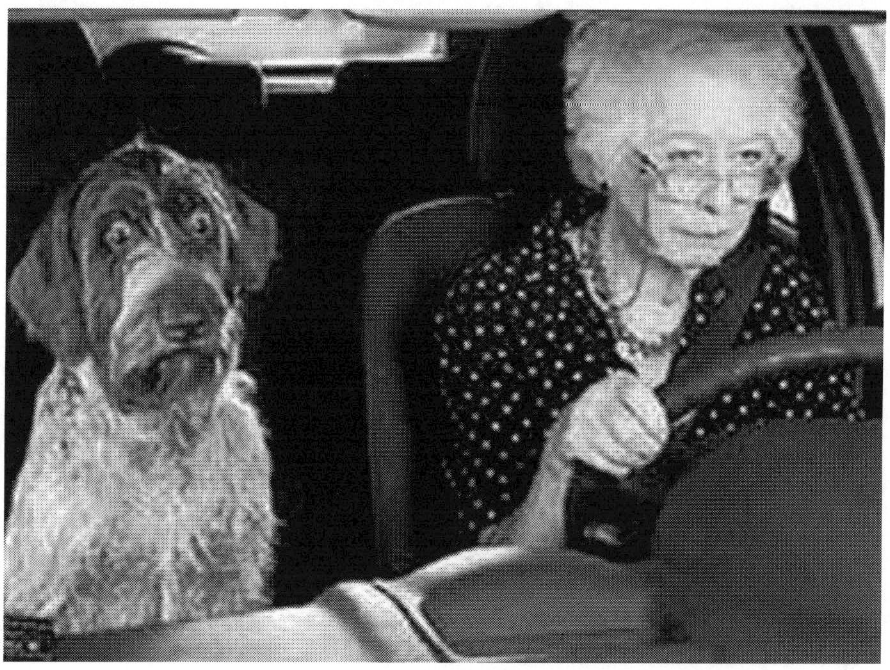

CRUCIVERBA CRTITTOGRAFATI
(Livello facile)

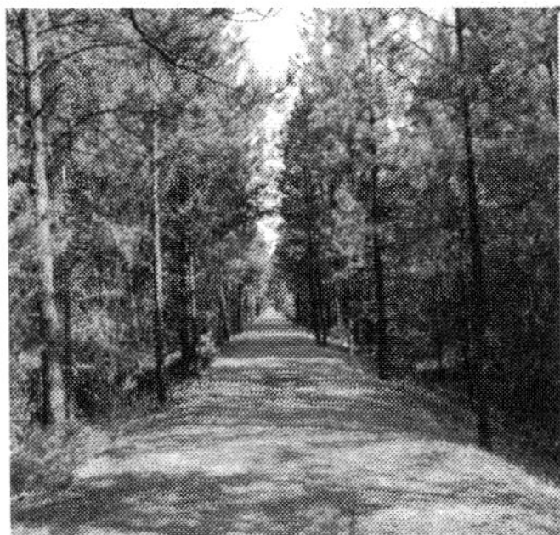

				1	3	5	■	3	6	7	8	4	9	8
				10	6	8	11	6	■	1 E	2 L	3 M	4 O	■
				12	8	■	8	2	6	■	6	■	2	11
				6	■	2	4	10	10	1	13	8	6	■
9	6	13	6	■	14	8	14	6	■	13	1	■	8	15
■	2	1	10	10	8	11	6	■	11	16				
7	8	6	10	■	10	5	12	15	13	6				
13	■	2	8	16	1	13	8	6	■	8				
6	14	1	■	5	■	1	■	12	1	4				

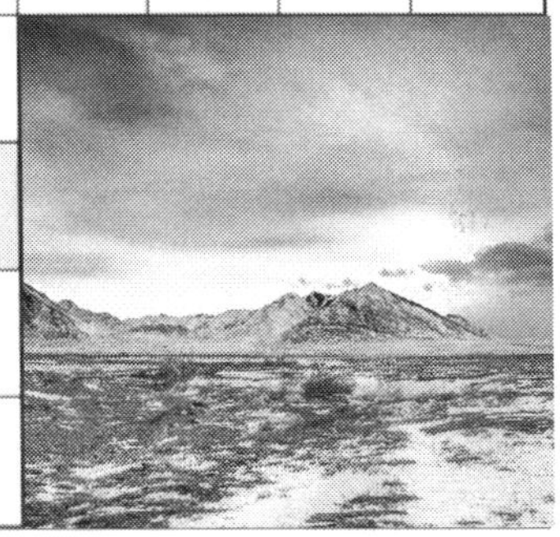

Partendo dalla parola stampata completate ogni schema.
Nelle caselle a fondo grigio compariranno i nomi di quattro tipi di ambienti naturali.

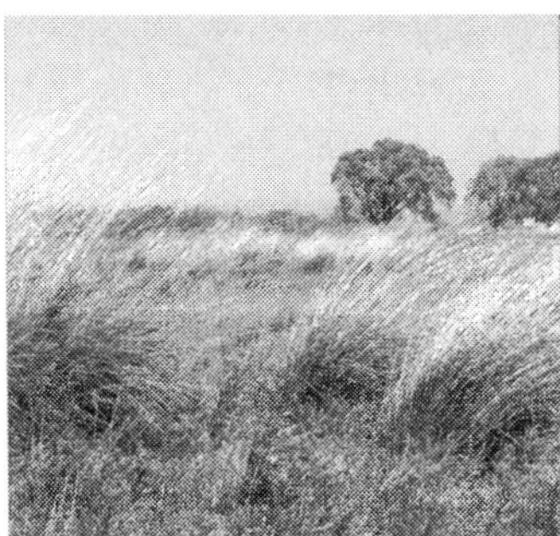

				3	5	4	1	■	■	6	3	7	5	8
				4	6	■	7	9	10	6	7	5	4	■
				3	5	2	1	1	7	■	11	2	■	1
				5	2	3	7	■	9	6	12	4	9	8
■	12	7	9	2	■	5	■	■	13	4	8	■	11	6
1 P	7	9	8	■	10	2	9	5	2	■				
2 E	9	2	■	14	2	3	2	9	5	4				
3 S	10	7	9	8	10	7	5	7	■	14				
4 O	4	■	13	4	2	■	2	12	12	2				

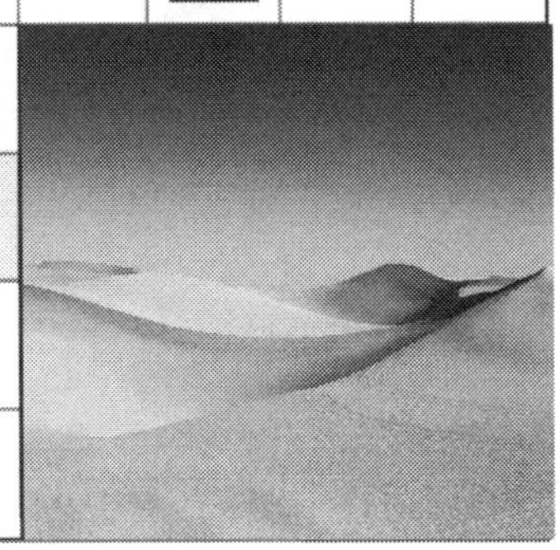

TI DICONO CHE PERDERAI LA MEMORIA QUANDO DIVENTERAI VECCHIO. CIÒ CHE NON TI DICONO È CHE NON LA RIMPIANGERAI POI MOLTO

(MALCOLM COWLEY)

RIDERE RENDE GIOVANI

Due colleghi d'ufficio si incontrano sul posto di lavoro e uno dice all'altro: "Hai sentito? Il povero Franco si è operato, ma ci ha lasciato le penne". E l'altro: "Va bene! Io prendo la blu, la rossa è tua!".

DUE AMICI S'INCONTRANO:
"LO SAI? HO APPENA BRUCIATO 2.500 CALORIE."DAVVERO? E COME HAI FATTO?"
"HO DIMENTICATO LA TORTA NEL FORNO... "

ORA DI GEOGRAFIA. LA MAESTRA VUOLE INTERROGARE PIERINO, CHE PERÒ NON È PARTICOLARMENTE PREPARATO
"ALLORA PIERINO, MI SAI DIRE QUALI SONO I MARI CHE HANNO IL NOME DI UN COLORE?"
"EHM, ALLORA, C'È IL MAR ROSSO, IL MAR NERO E IL... MARRONE, SIGNORA MAESTRA"

SUDOKU SAMURAI

(Livello difficile)

Top left grid:

1	5						7	9
8	3						6	5
			9		8			
		8		4		3		
			2		5			
		7		9		2		
			1		4			
9	7						4	8
2	4						1	7

Top right grid:

4	6						7	1
1	5						9	4
			1		8			
		7		1		6		
			4		7			
		5		3		1		
			6		2			
6	9						2	5
5	2						6	8

Center grid:

	4	8		3		6	9	
	1	7				5	2	
			2		6			
	6						1	
			3		9			
	8	4				1	6	
	9	6		8		3	5	

Bottom left grid:

7	3						8	4
4	5						9	6
			7		4			
		9		5		8		
			9		8			
		8		2		6		
			3		5			
9	7						1	8
6	8						2	3

Bottom right grid:

1	6						2	5
3	5						7	8
			5		7			
		8		6		5		
			9		4			
		5		3		2		
			1		3			
9	2						3	4
6	8						5	1

CATENA DI PAROLE

Partendo dalla parola in alto collega in una catena ininterrotta tutti i termini proposti. Il collegamento tra due parole può avvenire per anagramma, di una lettera, attinenza, sinonimo, contrario, analogia, ecc.

(Livello medio)

BORSA - CALCIO
CARBONE - CARTA
CORSA - DOLCE
INGLESE - ORO
PALLONE - VITA

REGALO

____

____

____

____

____

____

____

____

____

____

GIARDINO

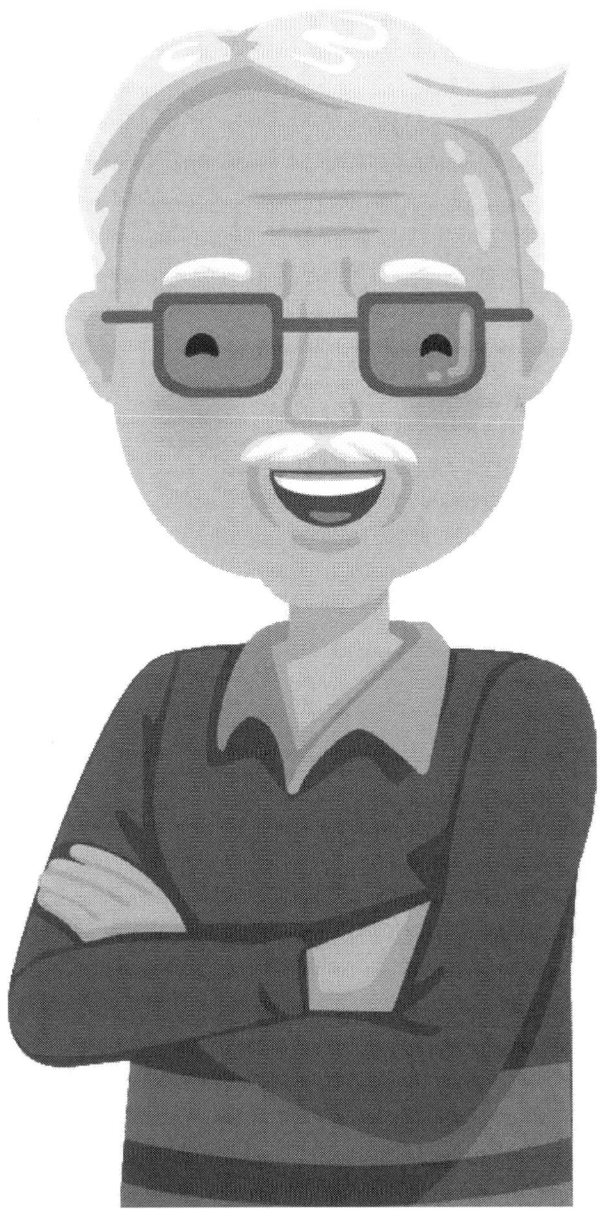

CHI CERCA TROVA

I nomi di 5 città degli USA sono stati suddivisi in gruppi di 2 o 3 lettere e sparpagliati nella griglia. Quali sono le città?

AT	BOS	DE	LA
DEL	ES	TRO	TON
LAN	FI	FIA	AN
IT	LOS	GEL	TA

....

....

....

LE CAPITALI EUROPEE

(Livello medio)

U	O	D	D	I	Y	I	T	A	L	L	I	N	S
H	U	D	U	R	B	E	R	L	I	N	O	K	L
H	L	P	A	B	I	H	K	M	E	V	R	F	I
E	O	R	V	M	L	G	C	C	M	H	A	B	S
K	N	G	A	M	S	I	A	T	A	K	D	E	B
M	D	E	R	J	S	T	N	S	D	W	Q	L	O
P	R	X	S	H	R	T	E	O	R	U	M	G	N
Q	A	Y	A	P	X	X	O	R	I	Q	T	R	A
Z	H	R	V	W	A	H	S	C	D	C	I	A	C
U	C	T	I	A	D	J	P	P	C	A	S	D	X
U	I	Q	A	G	O	Q	R	C	A	O	M	O	O
Y	P	F	H	Y	I	B	A	R	I	C	L	Q	U
Q	U	R	O	M	A	C	G	A	U	T	Q	M	H
D	N	D	J	P	E	J	A	W	B	H	K	I	A

AMSTERDAM - BELGRADO - BERLINO - DUBLINO - LISBONA
LONDRA - MADRID - PARIGI - PRAGA - RIGA - ROMA
STOCCOLMA - TALLIN - VARSAVIA

TI PIACE LO SPORT?

PER OGNI SEGUENTE SQUADRA
SCRIVI LA NAZIONE DI APPARTENENZA

(Livello medio)

ATLETICO BILBAO ....

JUVENTUS ....

SHALKE04 ....

NEW YORK YANKEE ....

CHICAGO BULLS ....

LAKERS ....

BAYER MONACO ....

AJAX ....

NANTES ....

BASILEA ....

QUADRATO MAGICO ERRATO

C'è qualcosa di sbagliato nel quadrato magico proposto.
Per fare in modo che sommando i numeri di tutte le righe, colonne e diagonali maggiori si ottenga sempre lo stesso totale di 34, bisogna scambiare due numeri tra di loro. Quali?

(Livello medio)

5	11	13	8
14	4	1	15
3	10	16	2
12	6	7	9

Un ragazzo chiede al suo papà:
"Papà dimmi, sei capace di scrivere il tuo nome ad occhi chiusi?"

"Penso di sì, perché?"
"Ottimo, devo farti firmare la pagella".

COMPLETA IL DISEGNO

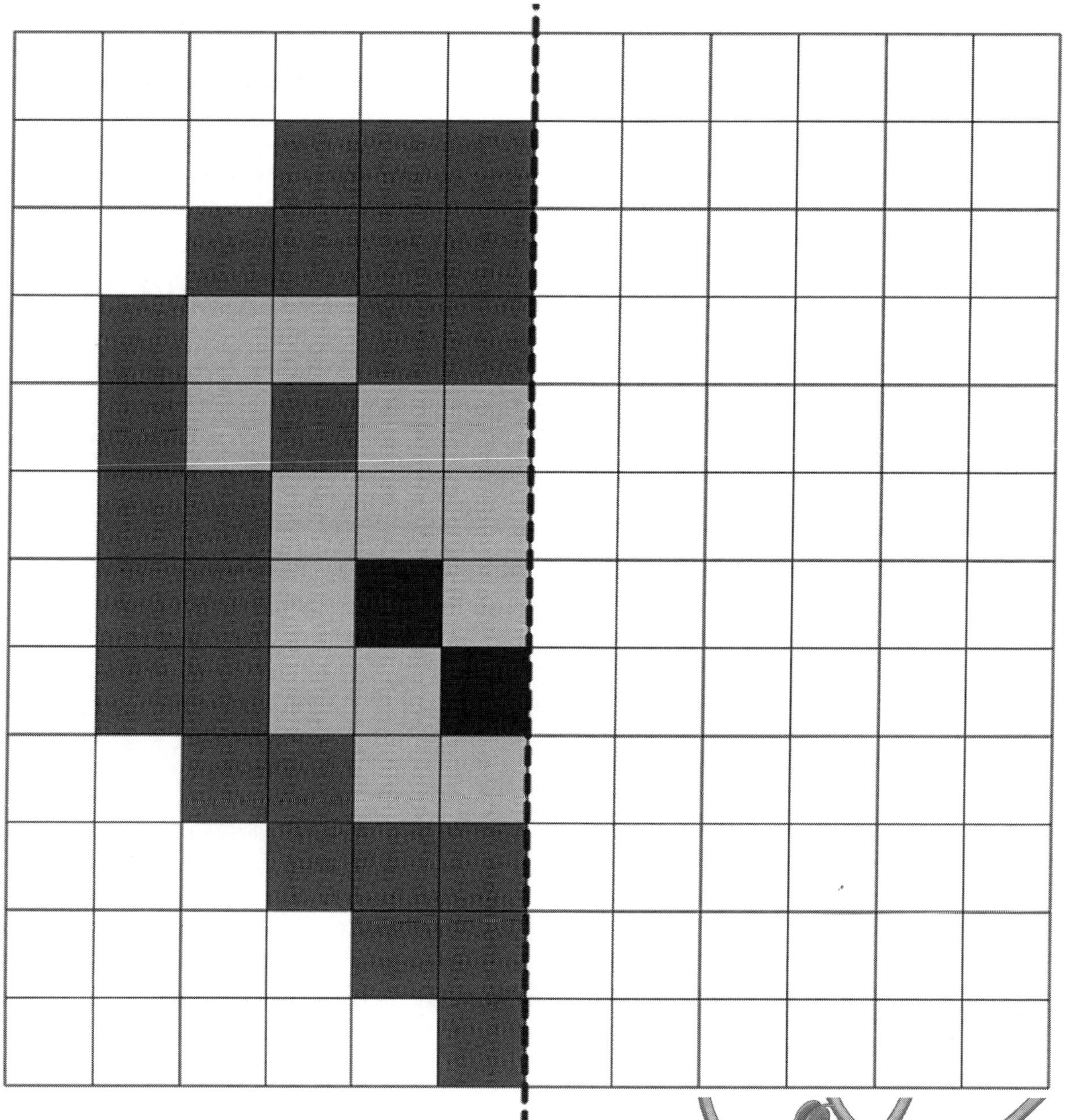

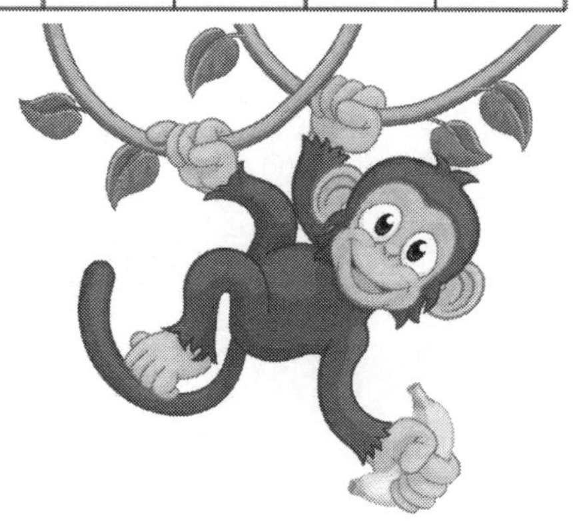

TROVA I PEZZI DEL PUZZLE MANCANTI

(Livello facile)

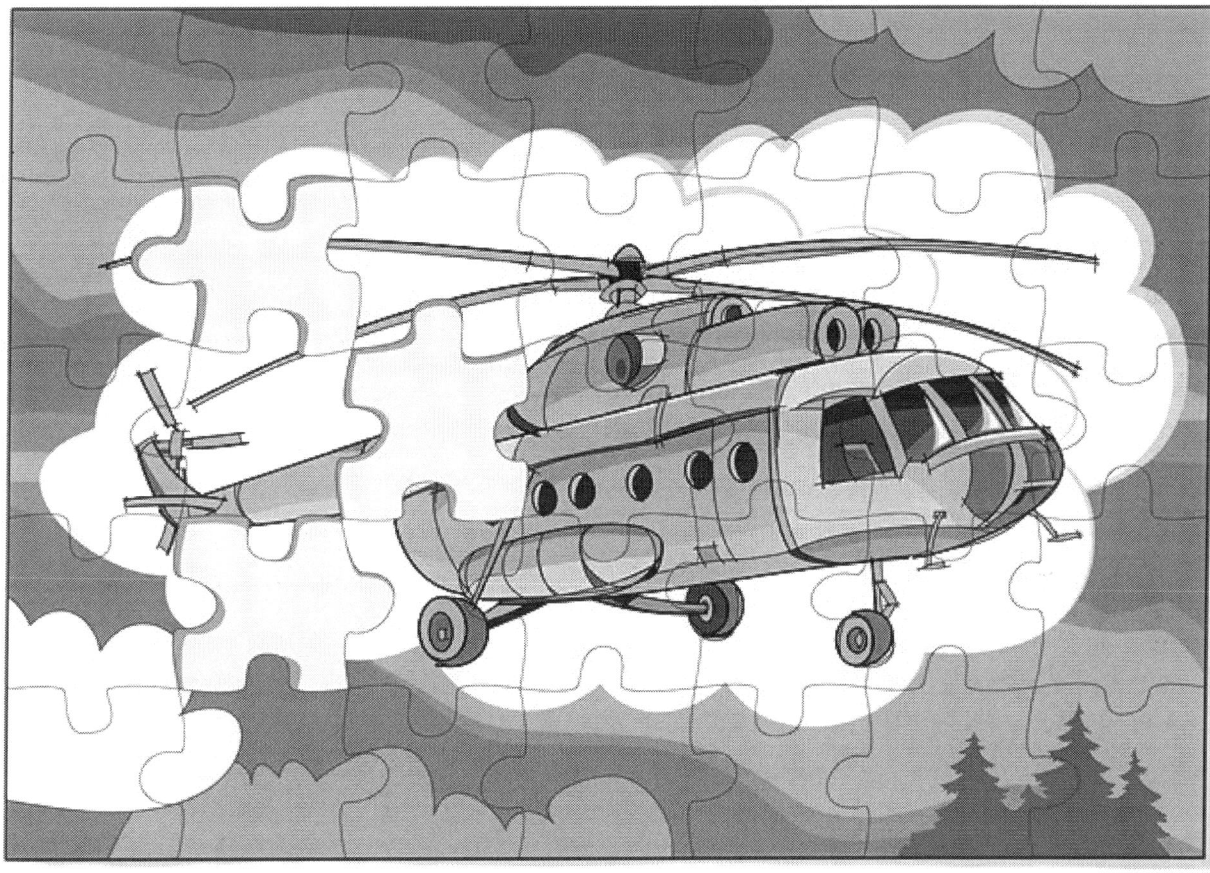

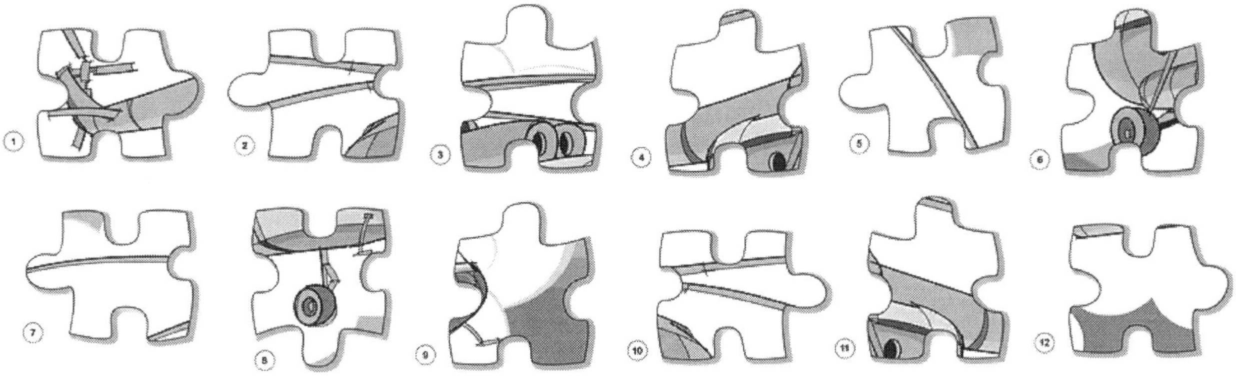

(Livello facile)

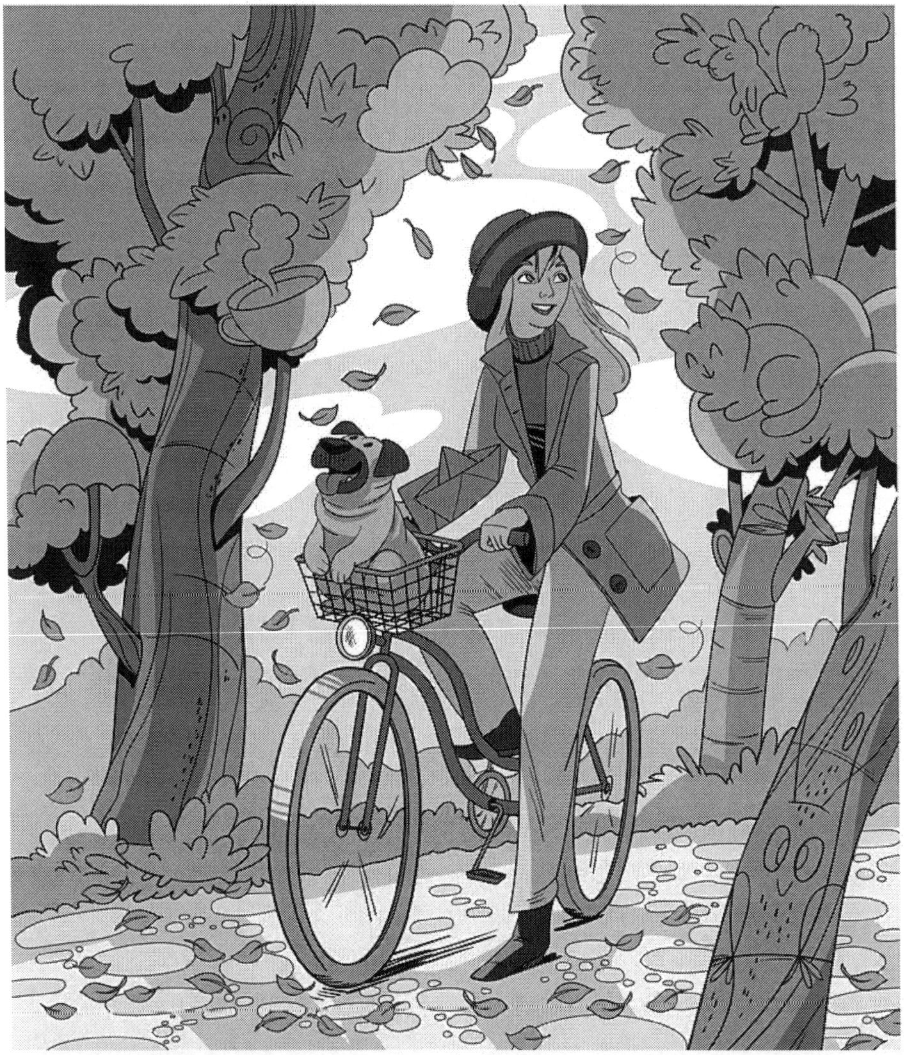

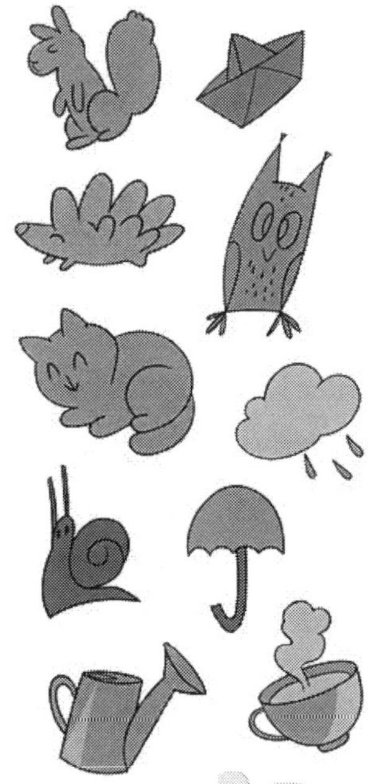

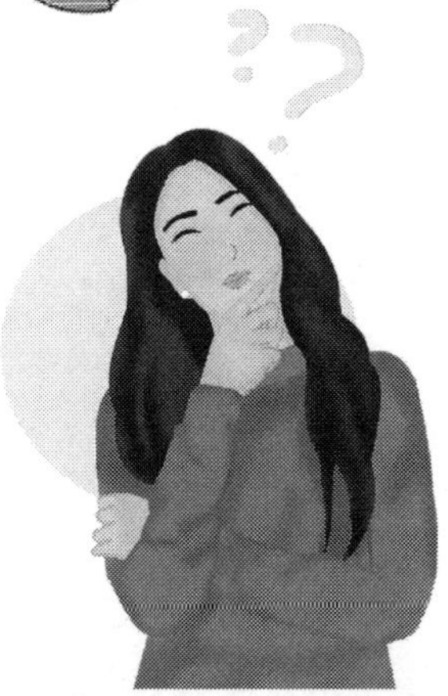

TROVA GLI OGGETTI NASCOSTI

Un signore si reca alla casa di un indovino, appena arriva bussa alla porta e l'indovino chiede "Chi è?" E il signore esclama: "Cominciamo bene...".

SCOPRI LA PAROLA CHE LEGA A SÉ TUTTE LE ALTRE.

(Livello medio)

STATO

ESAME

ESPERTO

PLASTICA

PRIMA

SAPEVI CHE..

Alcuni pesci come le aringhe comunicano tra loro scoreggiando

TRA QUESTE 2 IMMAGINI

(Livello facile)

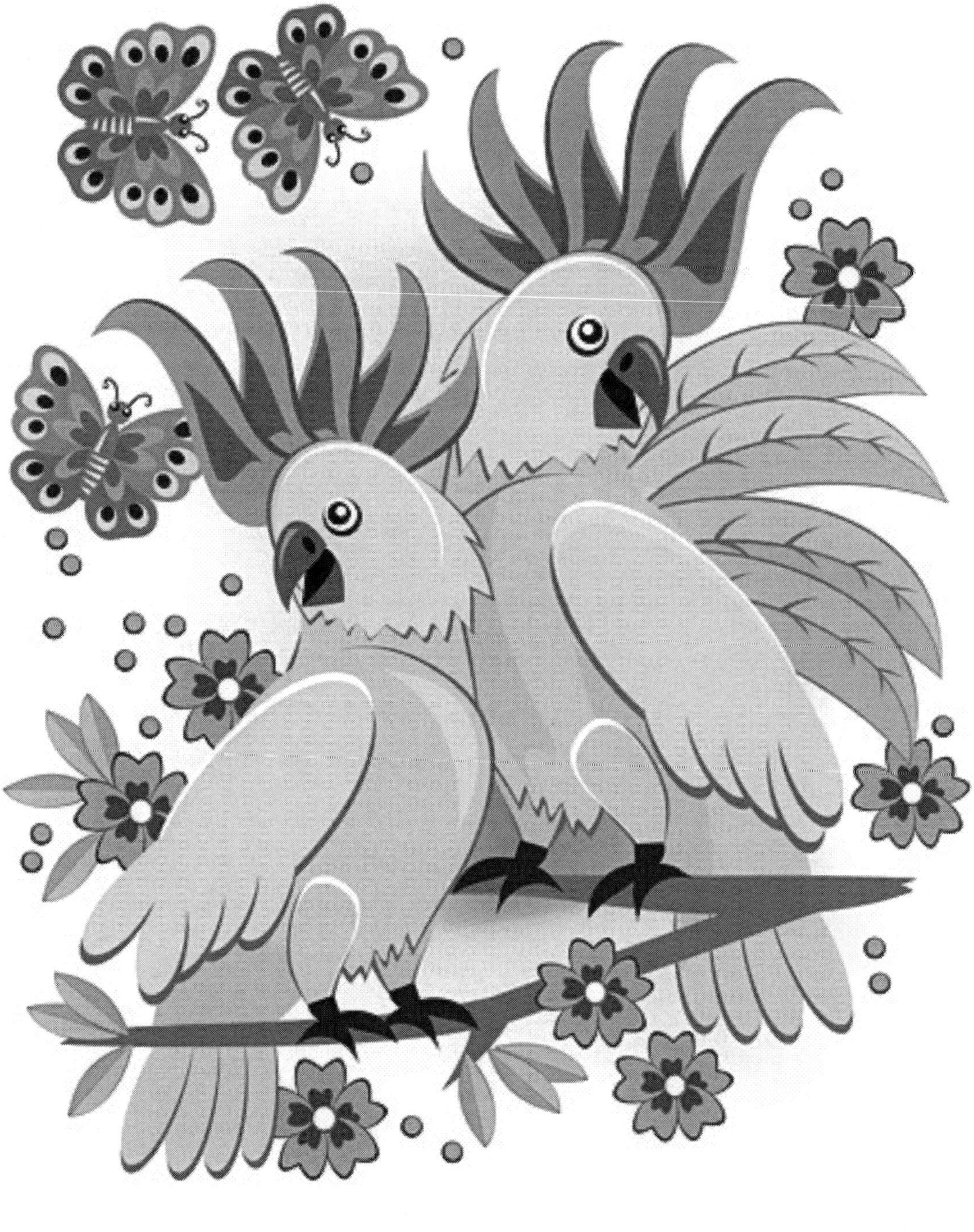

CI SONO 8 DIFFERENZE

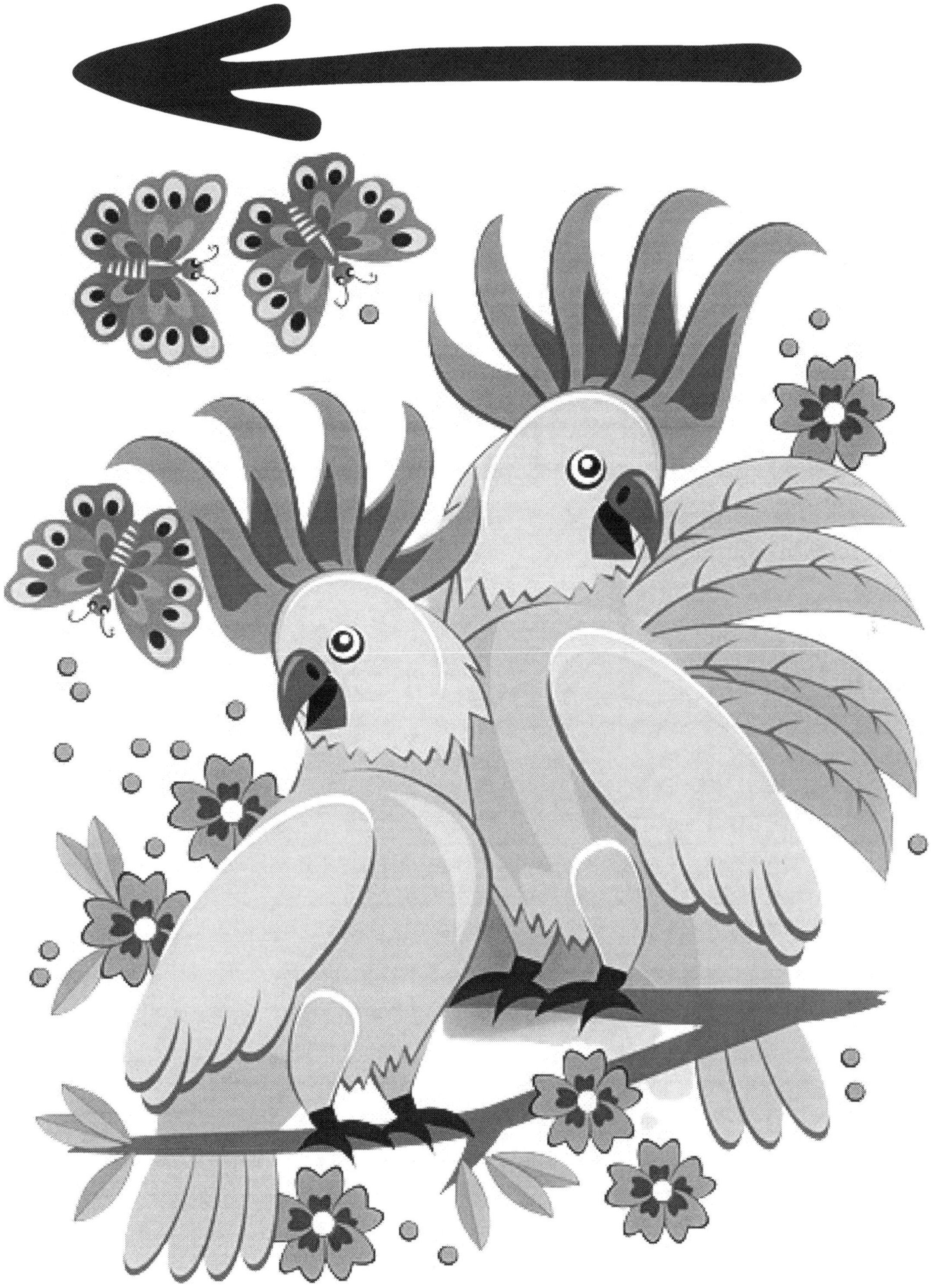

LABIRINTO LIQUIDO

Dove uscirà il liquidò versato nei fori 1 - 2 - 3 - 4 -5

(Livello facile)

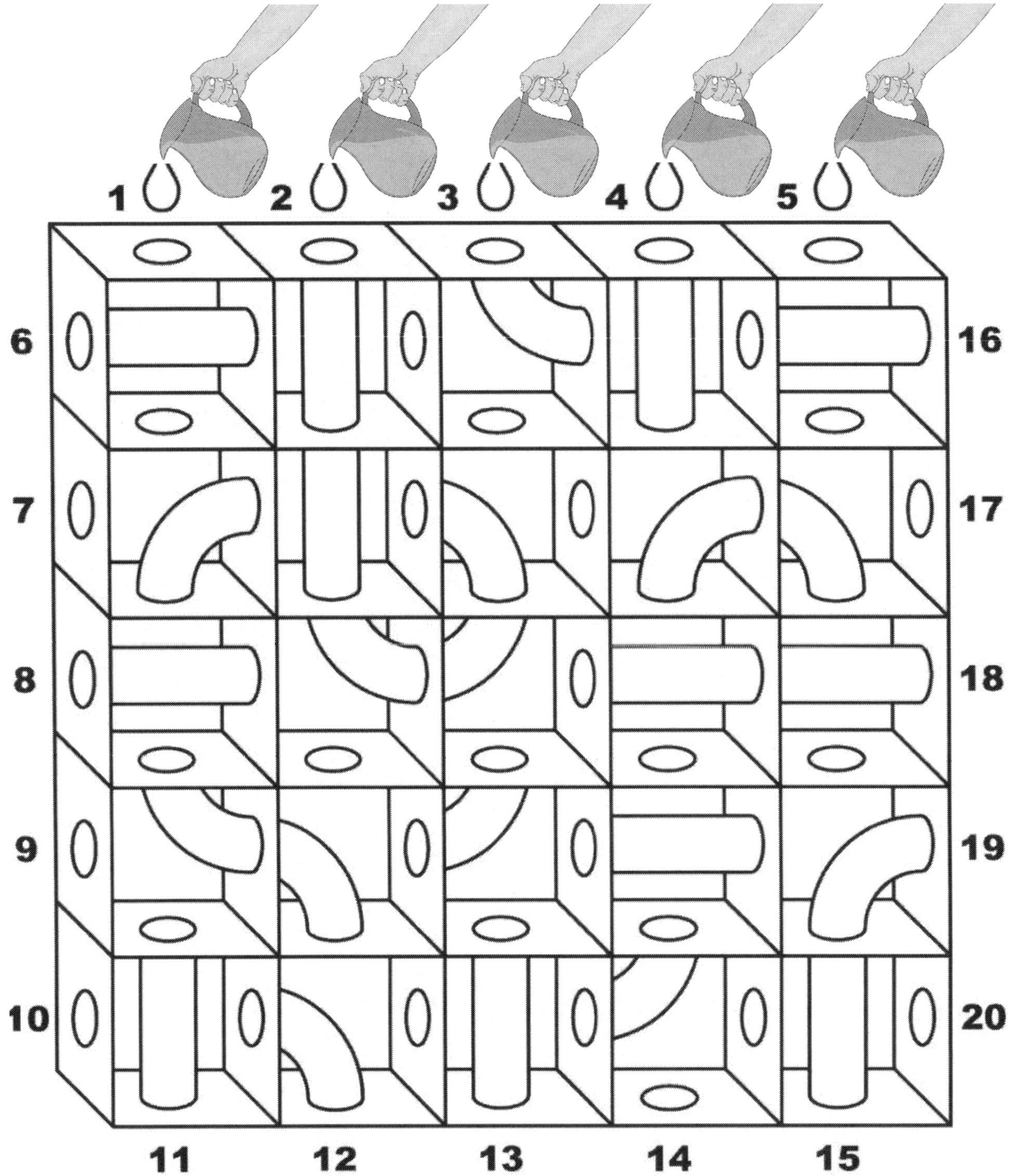

CAMBI DI VOCALE CRITTOGRAFICI

(Livello difficile)

Esempio di cambio di vocale critt.:

(Frase: 7,2,5)

CHI SI FERMA SPESSO

Soluzione:

Insiste in soste

(Frase: 8,8)

FIDANZATA CHE SUPERA L'ESAME

(Frase: 7,7)

STECCATI APPENA FATTI

(Frase: 5,5)

CHI ORDINA UNA "PERONI"

INDOVINA INDOVINELLO

(Livello difficile)

Con i miei scatti rapidi e improvvisi,
sensibile com'è, l'ho impressionata,
fintanto che, uscendo dalla macchina,
sicuro fui d'averla scaricata.

Vibrando di tensione esso, con forza,
tira diretti rapidi e possenti.
Sarà un trascinatore senza uguali,
ma i suoi sinistri sono micidiali.

Roba da capogiro e c'è davvero
da far gli spiritosi, se pensiamo
a tutto quello che mandiamo giù
e ai fumi che ci avvolgon sempre più

REBUS (Livello medio)

REBUS (Frase: **7-4-4**)

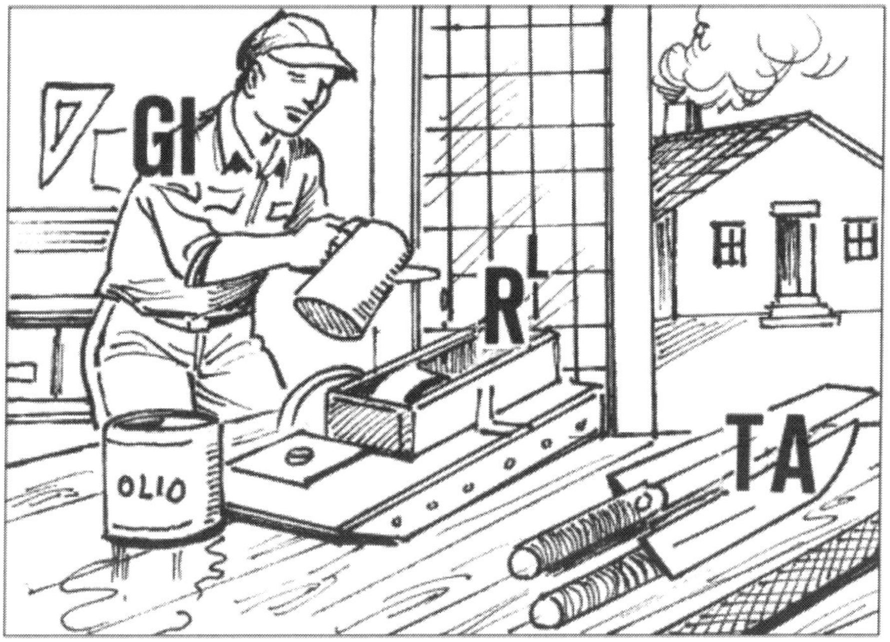

REBUS (Frase: **7-5**)

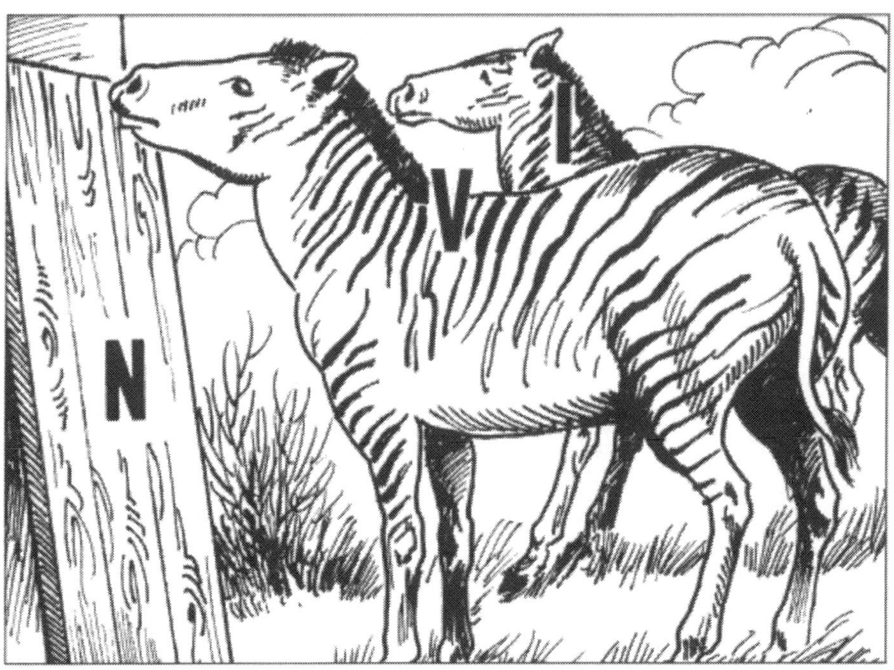

GLI OGGETTI NASCOSTI

TROVA, NELL'IMMAGINE A FIANCO
QUESTI OGGETTI NASCOSTI

(Livello facile)

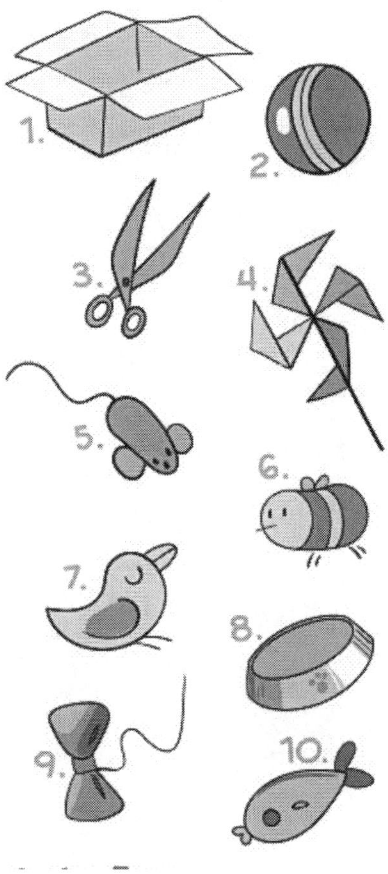

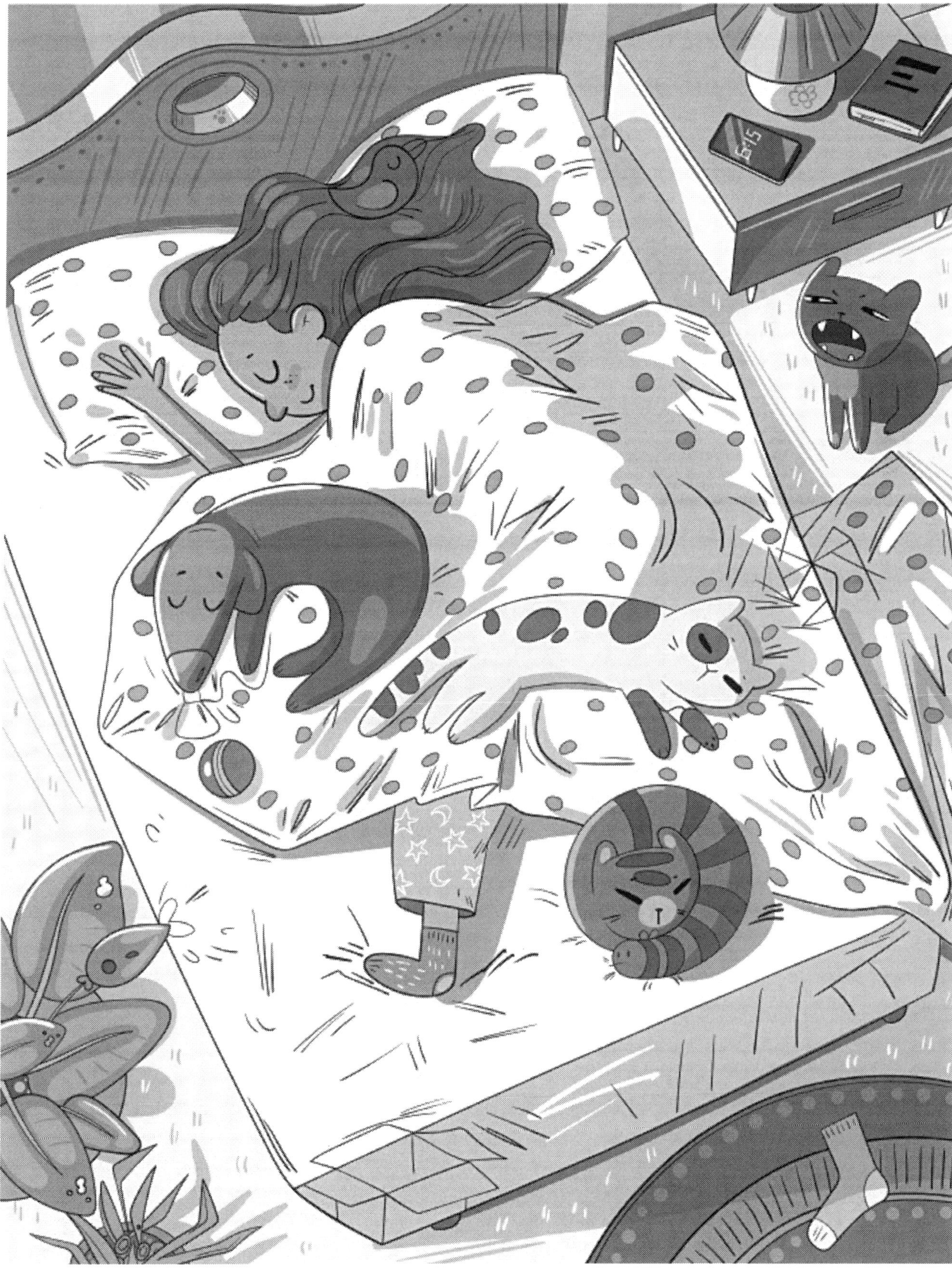

HO PERSO UN PO' LA VISTA, MOLTO L'UDITO. ALLE CONFERENZE NON VEDO LE PROIEZIONI E NON SENTO BENE. MA PENSO PIÙ ADESSO DI QUANDO AVEVO VENT'ANNI. IL CORPO FACCIA QUELLO CHE VUOLE. IO NON SONO IL CORPO: IO SONO LA MENTE.

(Rita-Levi Montalcini)

UNA PIZZA PUÒ ESSERE DIVISA CON:

(Livello facile)

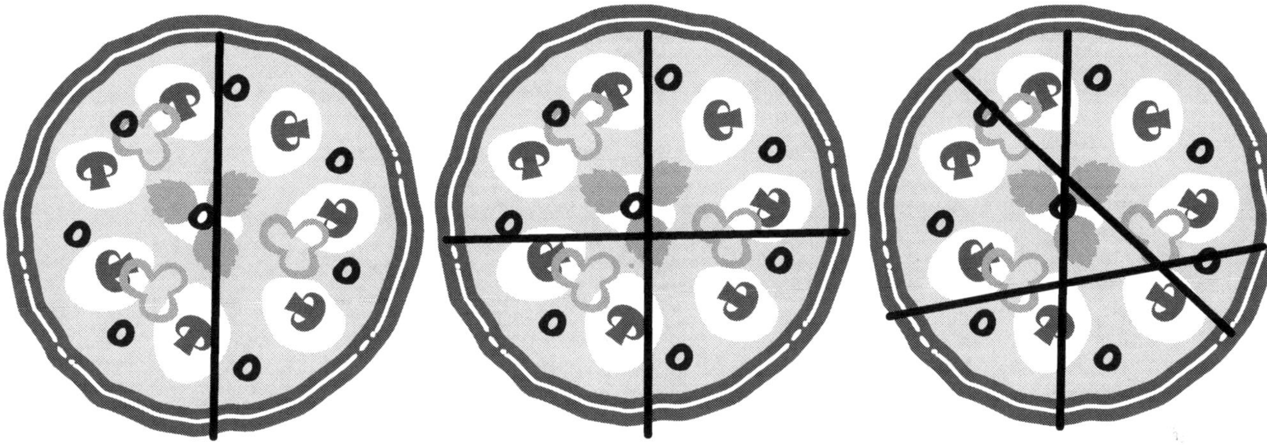

1 taglio 2 parti 2 tagli 4 parti 3 tagli 7 parti

CON 4 TAGLI QUANTE PARTI AL MASSIMO LA SI PUÒ DIVIDERE?

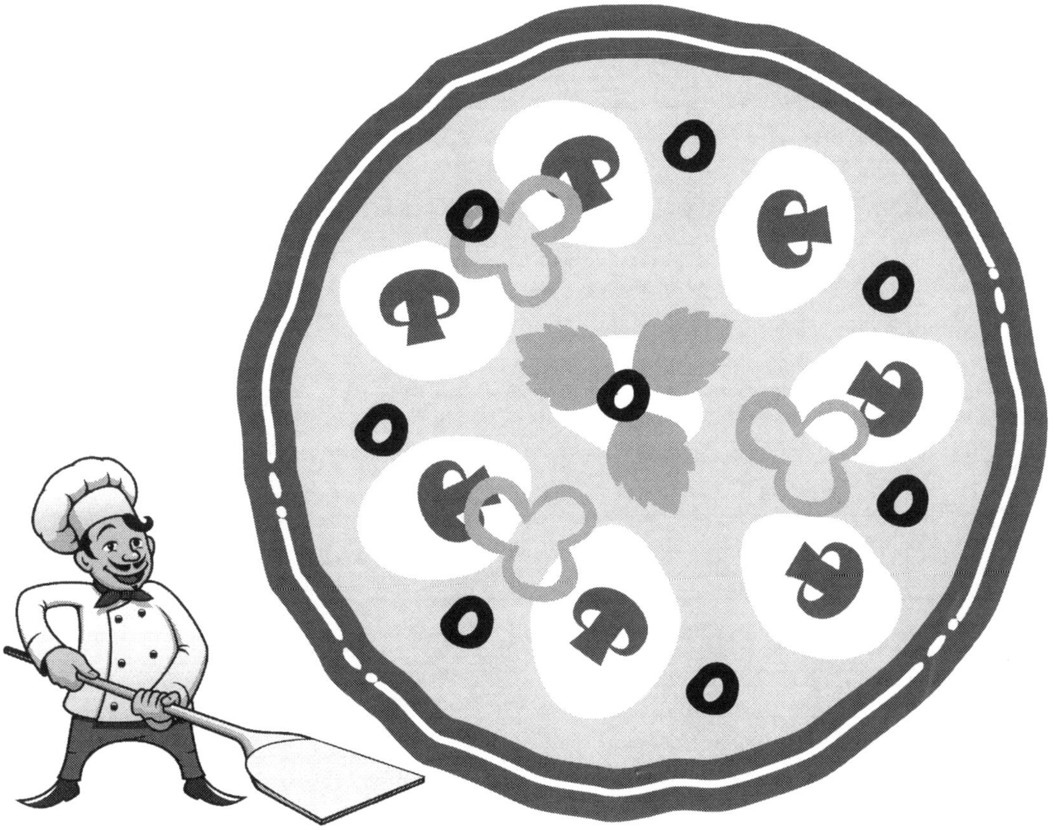

IQ TEST

Trova la M in meno di 30 secondi

W W W W W W W W W W W W W W W W W W W W W W
W W W W W W W W W W W W W W W W W W W W W W
W W W W W W W W W W W W W W W W W W W W W W
W W W W W W W W W W W W W W W W W W W W W W
W W W W W W W W W W W W W W W W W W W W W W
W W W W W W W W W W W W W W W W W W W W W W
W W W W W W W W W W W W W W W W W W W W W W
W W W W W W W W W W W W W W W W W W W W W W
W W W W W W W W W W W W W W W W W W W W W W
W W W W W W W W W W W W W W W W W W W W W W
W W W W W W W W W W W W W W W W W W W W W W
W W W W W W W W W W W W W W W W W W W W W W
W W W W W W W W W W W W W W W W W M W W W W
W W W W W W W W W W W W W W W W W W W W W W
W W W W W W W W W W W W W W W W W W W W W W
W W W W W W W W W W W W W W W W W W W W W W
W W W W W W W W W W W W W W W W W W W W W W
W W W W W W W W W W W W W W W W W W W W W W

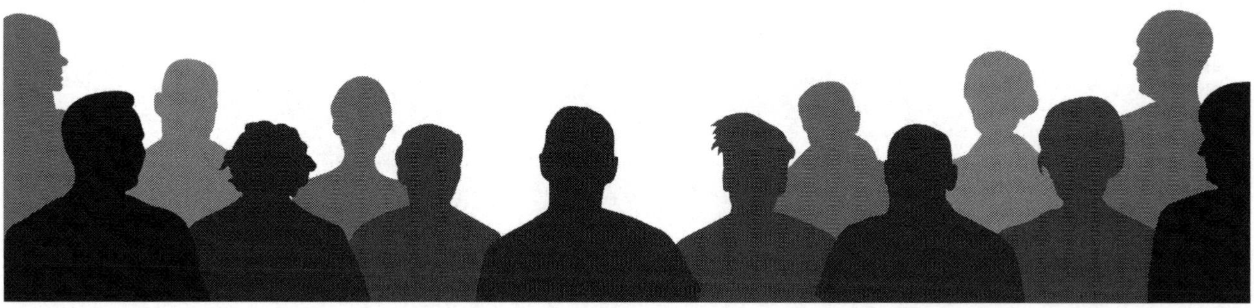

IQ TEST

Trova la O in meno di 30 secondi

CCCCCCCCCCCCCCCCCCCCCCCCCCCCC
CCCCCCCCCCCCCCCCCCCCCCCCCCCCC
CCCCCCCCCCCCCCCCCCCCCCCCCCCCC
CCCCCCCCCCCCCCCCCCCCCCCCCCCCC
CCCCCCCCCCCCCCCCCCCCCCCCCCCCC
CCCCCCCCCOCCCCCCCCCCCCCCCCCCC
CCCCCCCCCCCCCCCCCCCCCCCCCCCCC
CCCCCCCCCCCCCCCCCCCCCCCCCCCCC
CCCCCCCCCCCCCCCCCCCCCCCCCCCCC
CCCCCCCCCCCCCCCCCCCCCCCCCCCCC
CCCCCCCCCCCCCCCCCCCCCCCCCCCCC
CCCCCCCCCCCCCCCCCCCCCCCCCCCCC
CCCCCCCCCCCCCCCCCCCCCCCCCCCCC
CCCCCCCCCCCCCCCCCCCCCCCCCCCCC
CCCCCCCCCCCCCCCCCCCCCCCCCCCCC
CCCCCCCCCCCCCCCCCCCCCCCCCCCCC
CCCCCCCCCCCCCCCCCCCCCCCCCCCCC
CCCCCCCCCCCCCCCCCCCCCCCCCCCCC

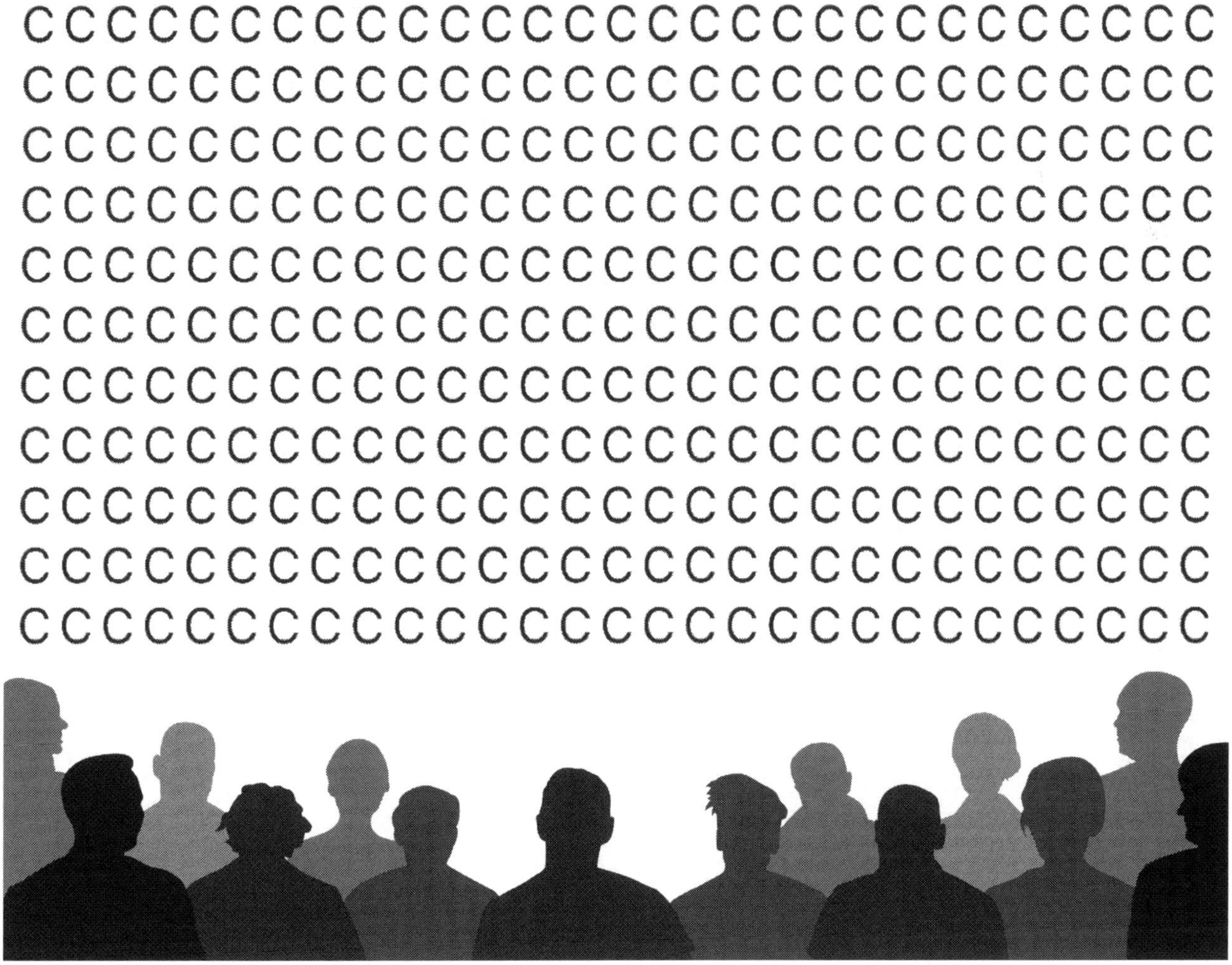

ORIZZONTALI

2. PELLEGRINO, STORICO GASTRONOMO
4. SPUNTA IN TESTA
6. E' NOTA QUELLA DI CASERTA
7. HA PER SIMBOLO L'OMEGA
11. MANCA ALLO SCRITERIATO
13. BOCCONI INGANNATORI
14. NOTO ATTORE ROMANO
17. ATTIVISTA... PORTABORSE
19. SERVIZIO...DA TITOLONI
24. INGEGNOSO ESPEDIENTE
25. REATI DA PIRATI DELL'ARIA
26. INVITO AD ALZARE
28. APPRENSIONE CHE INQUIETA

VERTICALI

1. INTERESSI MENSILI
3. TIPO DI CORRENTE ALTERNATA
5. CARICHI PER MULI
8. MESTIERI...NOBILITATI
9. SORVEGLIATO DA SEGUGI
10. TITUBANZA NELLE SCELTE
12. L'ARCIPELAGO CON LAMPEDUSA
15. SCORTESE VERSO I FORESTIERI
16. STRADE LUNGO IL MARE
18. NON SOGGIOGATI
20. LO E' UNA SOSTANZA LUBRIFICANTE
21. ACCURATA ANALISI
22. UNA GRANDE BOTTIGLIA
23. CELIA, BURLA
27. FAN VITA... DI STAGNO

CRUCIVERBA

(Livello difficile)

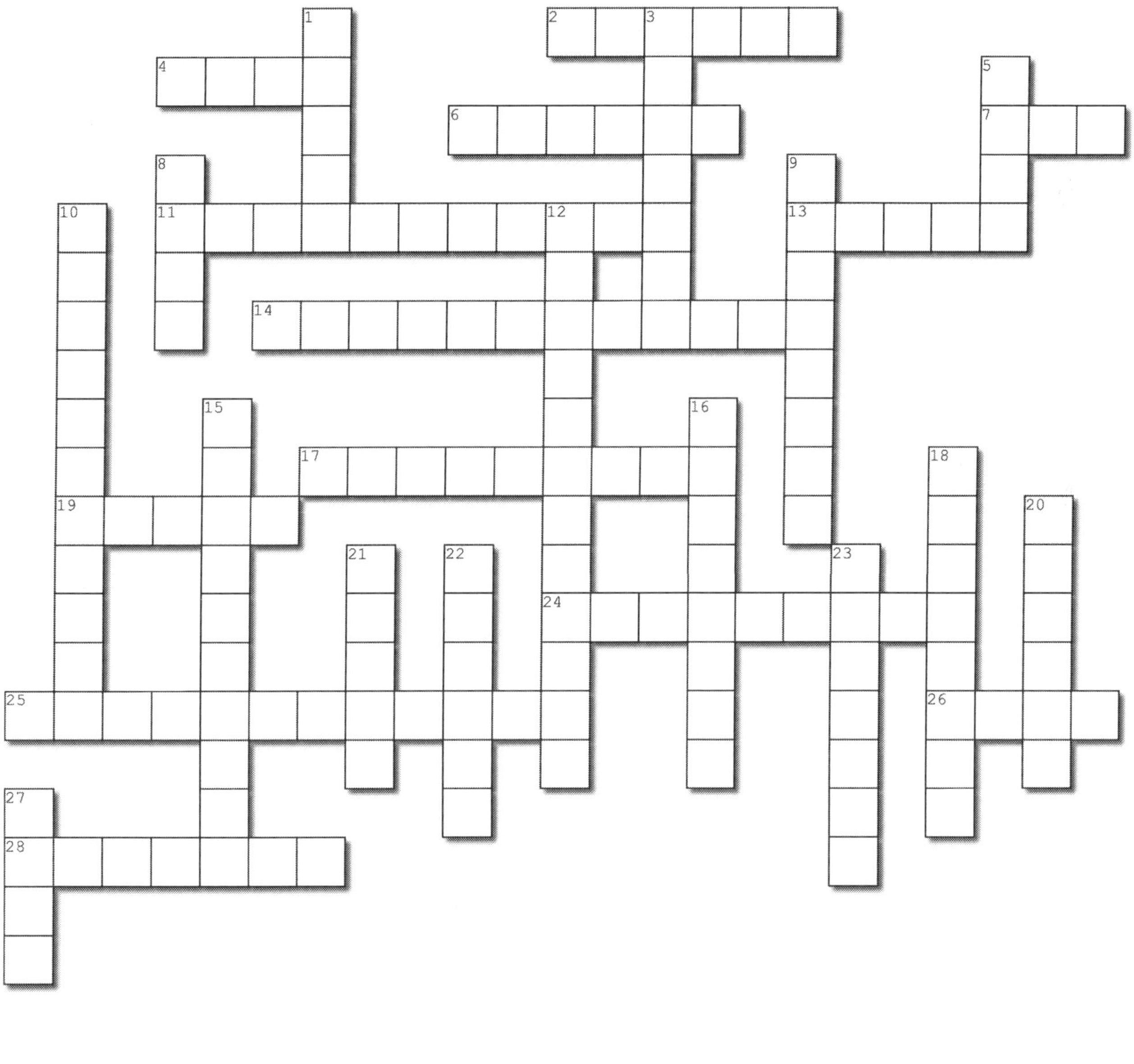

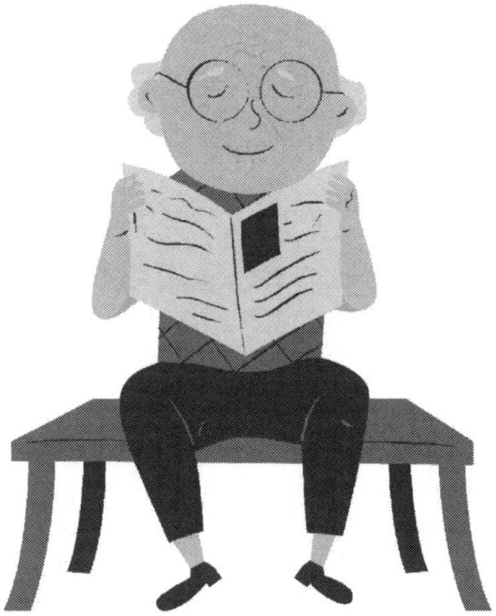

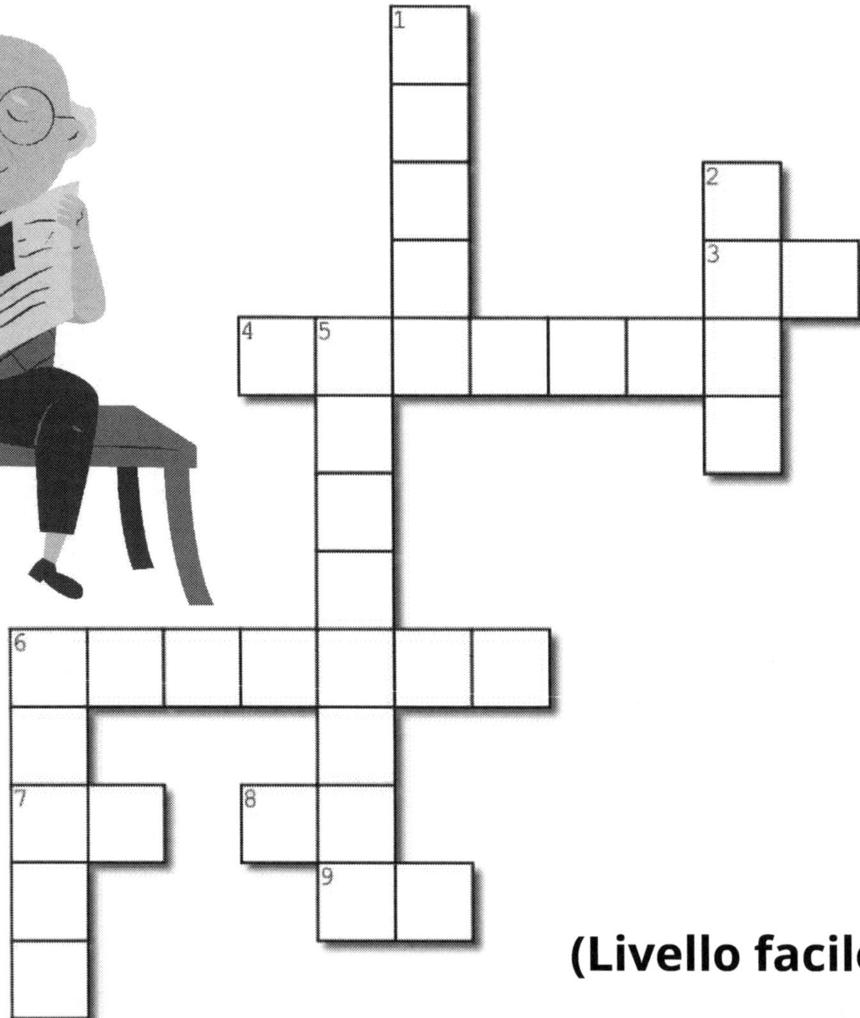

(Livello facile)

VERTICALI

1. la si può fare tonda
2. Genere di musica elettronica
5. Muscolo corto collegato alla lingua
6. Tipico dolce al cucchiaio di origine piemontese

ORIZZONTALI

3. Poco capace
4. Gloriosa Casa ciclistica
6. Nativo di Rennes
7. Secco rifiuto
8. Iniziali di Stallone
9. La bocca di Cesare

CRUCIVERBA

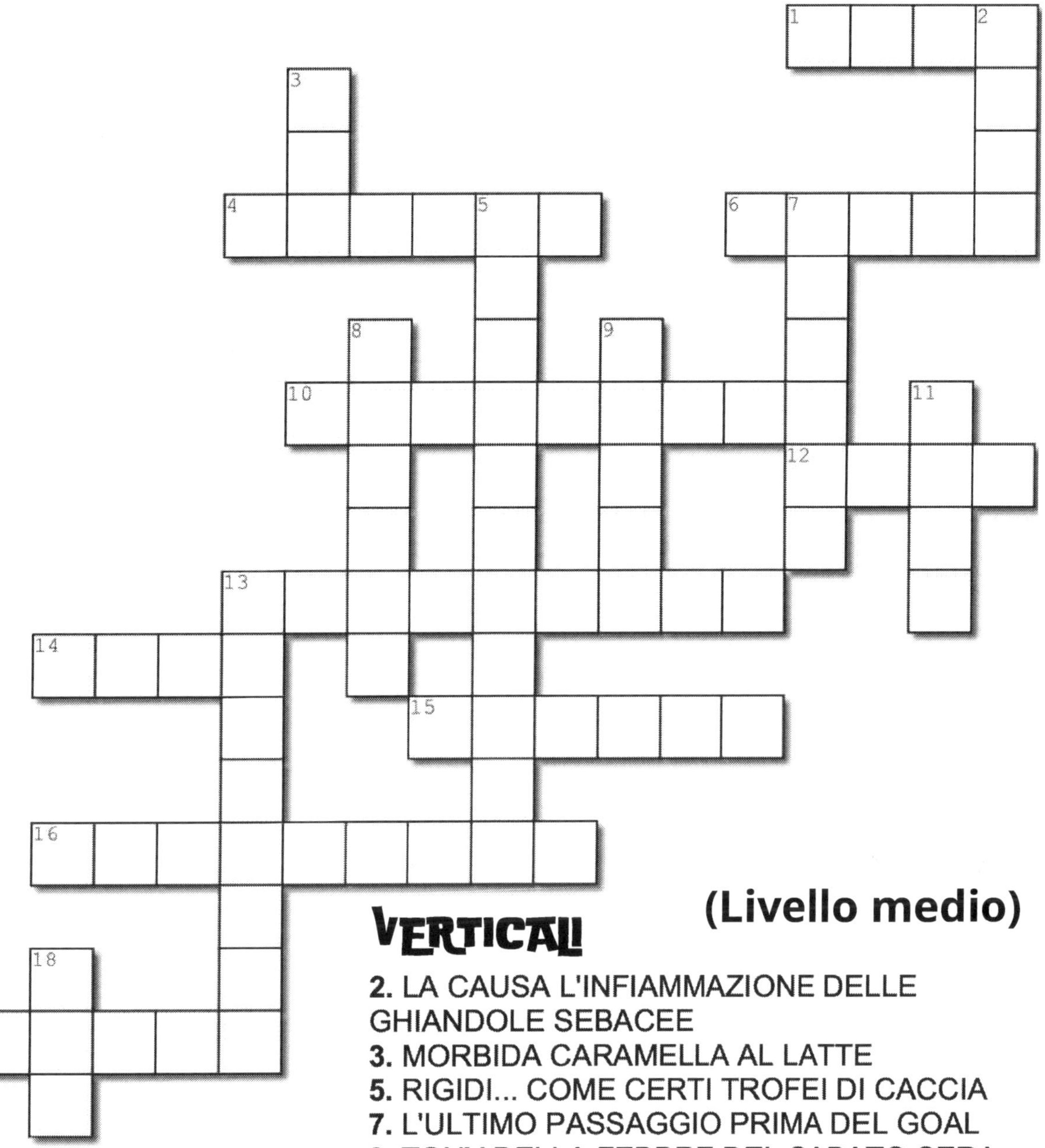

(Livello medio)

ORIZZONTALI

1. LA LETTERA MUTA
4. LA CITTA' DEGLI EUGUBINI
6. IL PRIMO ALIMENTO
10. GENUINI, NOSTRANI
12. IL PORTICO DI ZENONE
13. AMPIA VESTE DEI NORD AFRICANI
14. IL VULCANO CON LA VALLE DEL BOVE
15. CAPITALE DEL MALI
16. LA PARTE ANTERIORE DEL PALCOSCENICO
19. PICCOLA ISOLA NEL GOLFO DI NAPOLI

VERTICALI

2. LA CAUSA L'INFIAMMAZIONE DELLE GHIANDOLE SEBACEE
3. MORBIDA CARAMELLA AL LATTE
5. RIGIDI... COME CERTI TROFEI DI CACCIA
7. L'ULTIMO PASSAGGIO PRIMA DEL GOAL
8. TONY DELLA FEBBRE DEL SABATO SERA
9. ASSEMBRAMENTO, CALCA
11. NEGLI ANNI 60 C'E' STATO QUELLO ECONOMICO
13. L'ARMA CON I DARDI
17. SI INTONANO NELLE CERIMONIE UFFICIALI
18. SIGLA TELEFONIA MOBILE

(Livello medio)

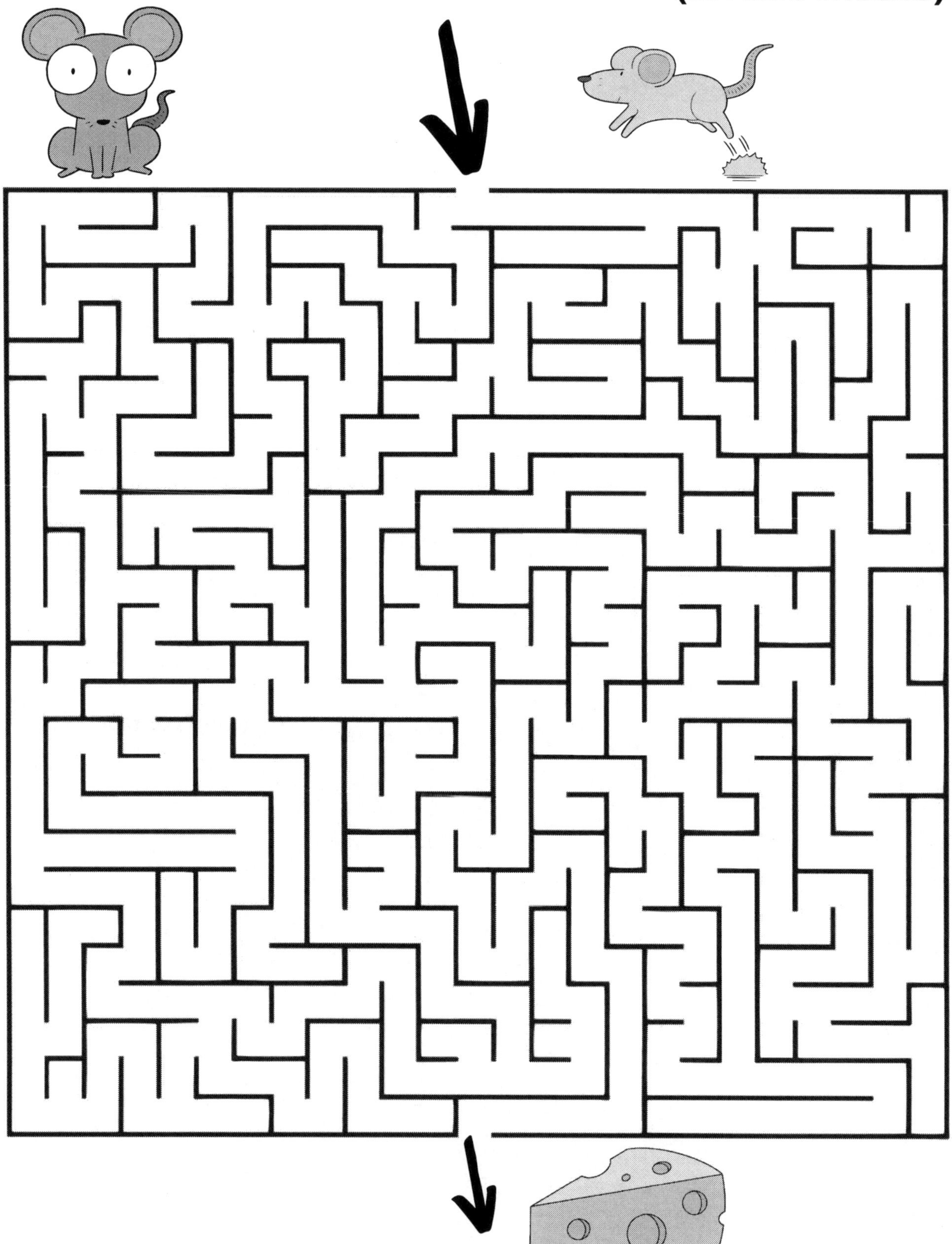

PIXEL (Livello difficile)

Devi trovare il modo (e ce n'è uno solo!) di unire con una linea le coppie di numeri presenti nello schema.
La linea deve essere formata da tanti quadretti quanti ne indica il numero (estremi compresi)
Alla fine colorando di nero tutti i quadretti attraversati dalle linee più i quadretti con il numero 1 comparirà una figura mitologica.

6					6						6	4	2	7					5
			4				2	2					2			2	2		
	5									1					5			7	
8					1				2	2		4				5	1		
4		8	4	3		3				1		1		4			4		5
		5				5					6						10	10	
	5								5								10		
4		8	4			4				4				4	3		5		
	3				1			1			4			4					
				6			2	2							3	4	5		
	3			6		3		3	5	4			2	2					
			6		4	1				5	4	5						4	
4							5	4			4		5			4			
								3		3			1	4			10		
		8			4	1								4		5		4	
4	1				3		3			2	2				2		5		4
8			6		4			4		4			4		2			3	
		1		4			4				1					2	2		
	4			4				1	3		3	3		3	1			3	4
		8			13												13		

COMPLETA IL DISEGNO

(Livello medio)

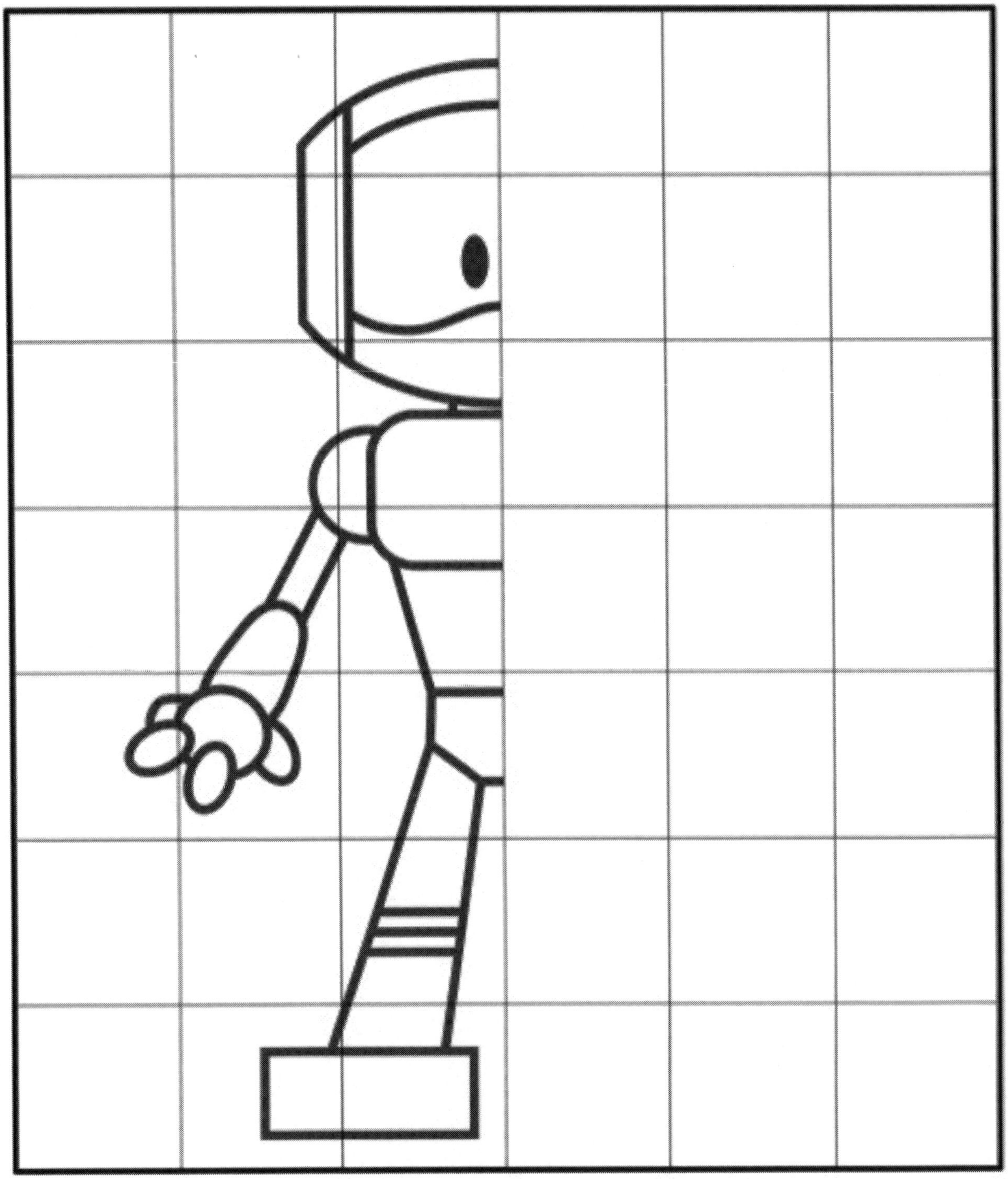

I FIAMMIFERI

In ogni riga rimuovi solo un fiammifero
per rendere corretta l'equazione

(Livello facile)

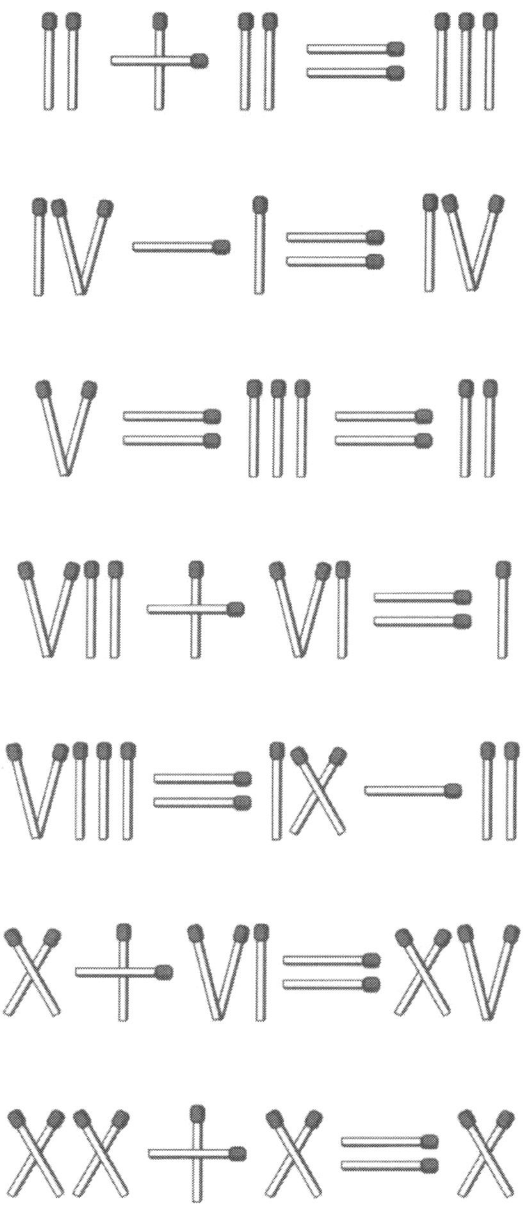

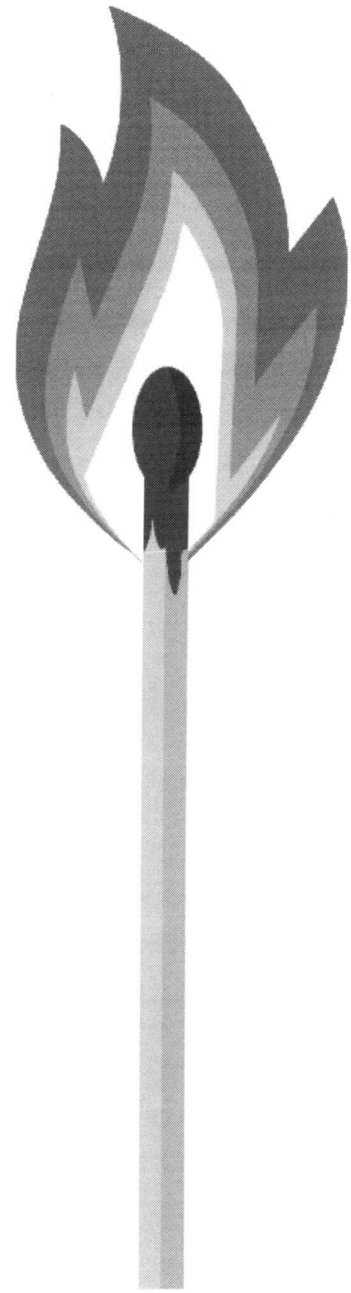

ORIZZONTALI

1. Non classificabile - 6. C'è quella conforme - 10. Pari in grado - 11. Costa Gavras girò quella del potere - 13. Negli asili e nelle scuole - 14. Espressione di dolore - 15. Articolo femminile - 16. Esce senza una metà - 18. Togliere le bollicine dalle bevande - 22. L'attrice Farrow - 24. A... metà prezzo - 25. Arrabbiate, irritate - 27. Chiudono gli sprint - 28. Eclettismo, flessibilità - 29. Dei degli scandinavi - 31. Buonissima - 32. Calcio d'angolo - 34. Regione montuosa nel nord del Marocco - 36. Un medicamento - 38. Restituite, riconsegnate - 39. Lo grida la naccheraia - 40. Lo precedono in salotto - 42. È... morto in Medio Oriente - 43. Il sonno dei bambini - 46. Chi l'ha bianca può tutto! - 48. Via di comunicazione - 49. Successione di cose uguali - 51. La nota Campbell della moda - 52. Uscire di prigione... senza permesso.

VERTICALI

1. Dall'aspetto simile alla ciliegia - 2. Il brano più noto dei Goo Goo Dolls - 3. Il simbolo del palladio - 4. L'esistere insieme, specialmente di forze politiche - 5. Foro al centro - 6. 101 romani - 7. Orchestra of the Age of Enlightenment (sigla) - 8. La Sastre del teatro (iniziali) - 9. Il gesto del pesista - 12. Di spalle - 15. Alì Babà ne incontrò 40 - 17. Poco... smaliziato - 19. La Aulenti archistar e designer - 20. Attrezzi agricoli - 21. Origine della parola - 23. Imbevuta - 26. Emergency Liquidity Assistance - 28. Che si manifesta con impeto furioso - 30. Alunna - 33. Rocket League - 34. Vogare - 35. Inflessibili, rigide - 36. Un barbaro personaggio cinematografico - 37. Organizzazione degli Stati Americani - 41. Distrutta dal fuoco - 44. Mezzo nemico - 45. I fiori chiamati anche gicheri - 46. Certificate in Advanced English - 47. Film irriverente con protagonista un orsacchiotto di peluche - 50. Simbolo dell'iridio.

(Livello difficile)

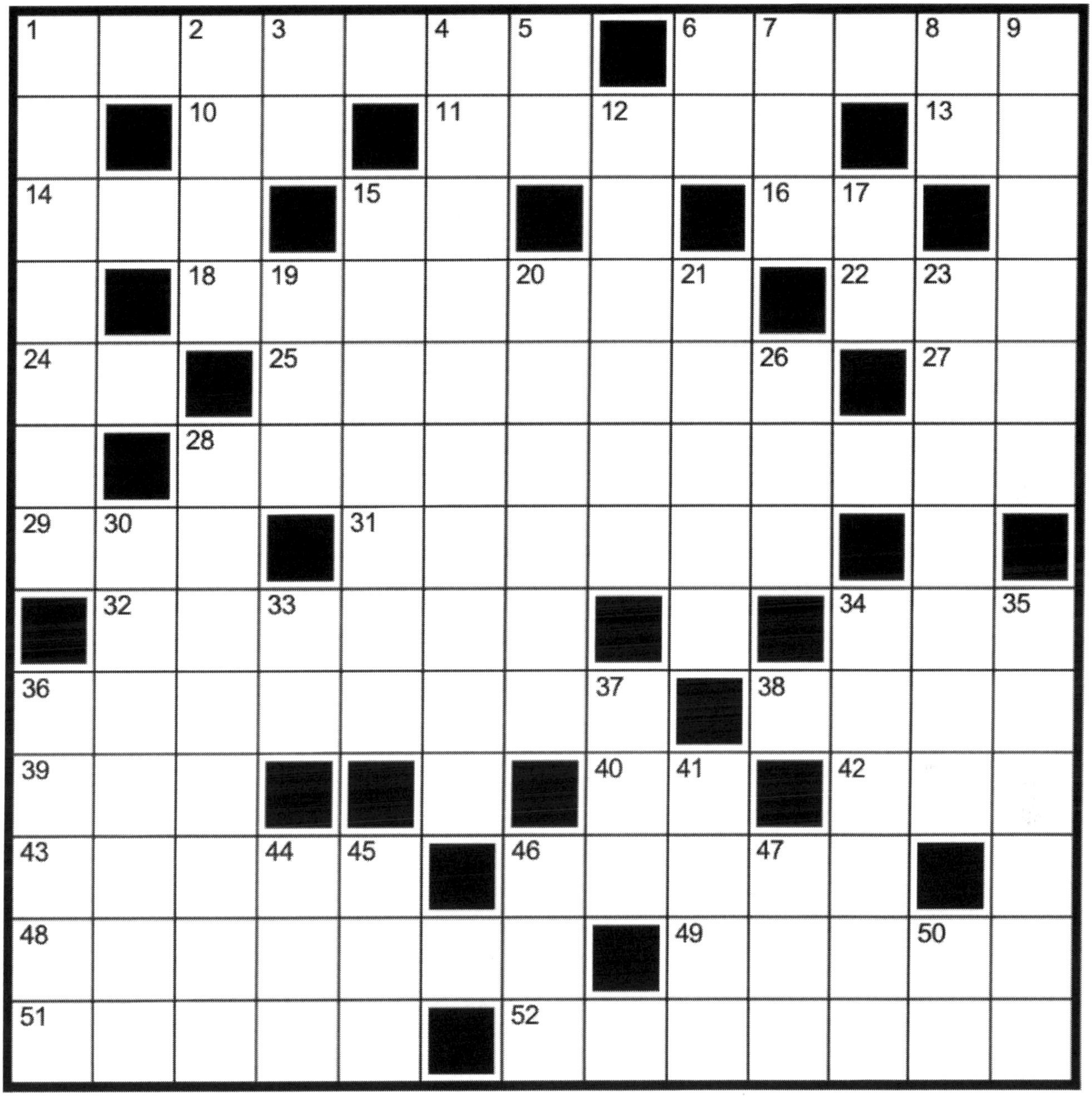

SAPER INVECCHIARE SIGNIFICA SAPER TROVARE UN ACCORDO DECENTE TRA IL TUO VOLTO DI VECCHIO E IL TUO CUORE E CERVELLO DI GIOVANE.

ORIZZONTALI

1. La disputano gli atleti - 5. Un sax - 8. Uno stato africano - 13. Né amica né parente - 15. Una parte dell'occhio - 16. Tomo senza eguali - 17. Città piemontese dello spumante - 18. Il no dei Russi - 19. L'alieno di Spielberg - 20. Diminutivo di Samuel - 22. A fine mese - 23. Massicci, omogenei - 25. Primo elemento di parole composte col significato di altro - 27. Lo sono le notti fonde - 28. Ci sono anche quelle scolastiche - 29. Generose, caritatevoli - 32. Punto vincente del tennis - 33. Bene senza pari - 34. Atomi elettrizzati - 36. Delude chi chiede - 37. Spiaggia attrezzata - 38. Fanno le feste - 39. Il Totti ex calciatore (iniz.) - 40. Si stringe girandola - 42. Giunti in fondo - 43. Gigante della strada - 44. Sentenza che definisce l'iscrizione di un beato nel novero dei santi - 48. Appetito arretrato - 49. Guai, fastidi - 50. Punto culminante - 51. Vien mangiando - 53. Odiare ma senza dire - 54. Il decimo mese in breve - 55. La mitica città di Abramo - 56. Bambinaia - 57. Ripida e faticosa salita - 59. Nel burro e nell'uovo - 60. Una cima sulla barca a vela - 62. Privi di colore - 64. Vasto altopiano asiatico - 65. Sporadica, insolita - 66. Ne ha molte il creativo.

VERTICALI

1. Il giardino in cui pregò Gesù secondo il Nuovo Testamento - 2. Un respiro difficoltoso - 3. Le separa le S - 4. Altare che fumava - 5. Prefisso per prima - 6. La bella di lui - 7. La fine della festa - 8. Si usa in TV per coprire le parolacce - 9. Figure geometriche - 10. L'Imbruglia cantante (iniz.) - 11. Buone a nulla - 12. Relative al luogo d'origine - 14. Assimilato e imparato - 15. Messa insieme in qualche modo accettabile - 18. Col rouge nella roulette - 21. Il più corto è il secondo - 23. Riccardo lo aveva "di leone" - 24. Si cura nei sanatori - 26. Negli scacchi impazzisce - 27. Le prime due consonanti - 30. Rimborso spettante - 31. Così può essere l'atomo trasformato - 35. Riducono la carreggiata - 37. Trattini d'unione - 39. Completano la costruzione di una casa - 40. Attrice dal fascino misterioso - 41. Piace al fannullone - 43. Grado del suono - 44. Particolari pastori - 45. La nona lettera dell'alfabeto greco - 46. Zero Emissioni - 47. Iniziano ieri - 48. Cede la propria anima a Mefistofele in cambio della giovinezza - 52. Abito maschile da cerimonia - 53. Temuto cetaceo - 57. Una parte di Enrico - 58. Le ha rigide l'aereo - 61. Iniziali di Benigni - 62. Le hanno Nizza e Lilla - 63. Una congiunzione caduta in disuso.

(Livello difficile)

1	2	3	4	■	5	6	7		■	8	9	10	11	12
13				14				■	15					
16		■	17				■	18				■	19	
20		21	■	22		■	23					24		
25			26		■	27				■	28			
29					30					31				■
32			■	33		■		■	34				■	35
36		■	37				■	38				■	39	
	■	40				■	41	■	42		■	43		
■	44					45		46			47			
48				■	49				■	50				
51				52				■	53		■	54		
55		■	56				■	57			58	■	59	
60		61				■	62					63		
64					■	65				■	66			

NON STAI INVECCHIANDO. STAI SOLO FACENDO UN CORSO DI PERFEZIONAMENTO DELLA GIOVENTÙ.

GLI OGGETTI NASCOSTI

TROVA, NELL'IMMAGINE A FIANCO
QUESTI OGGETTI NASCOSTI

(Livello facile)

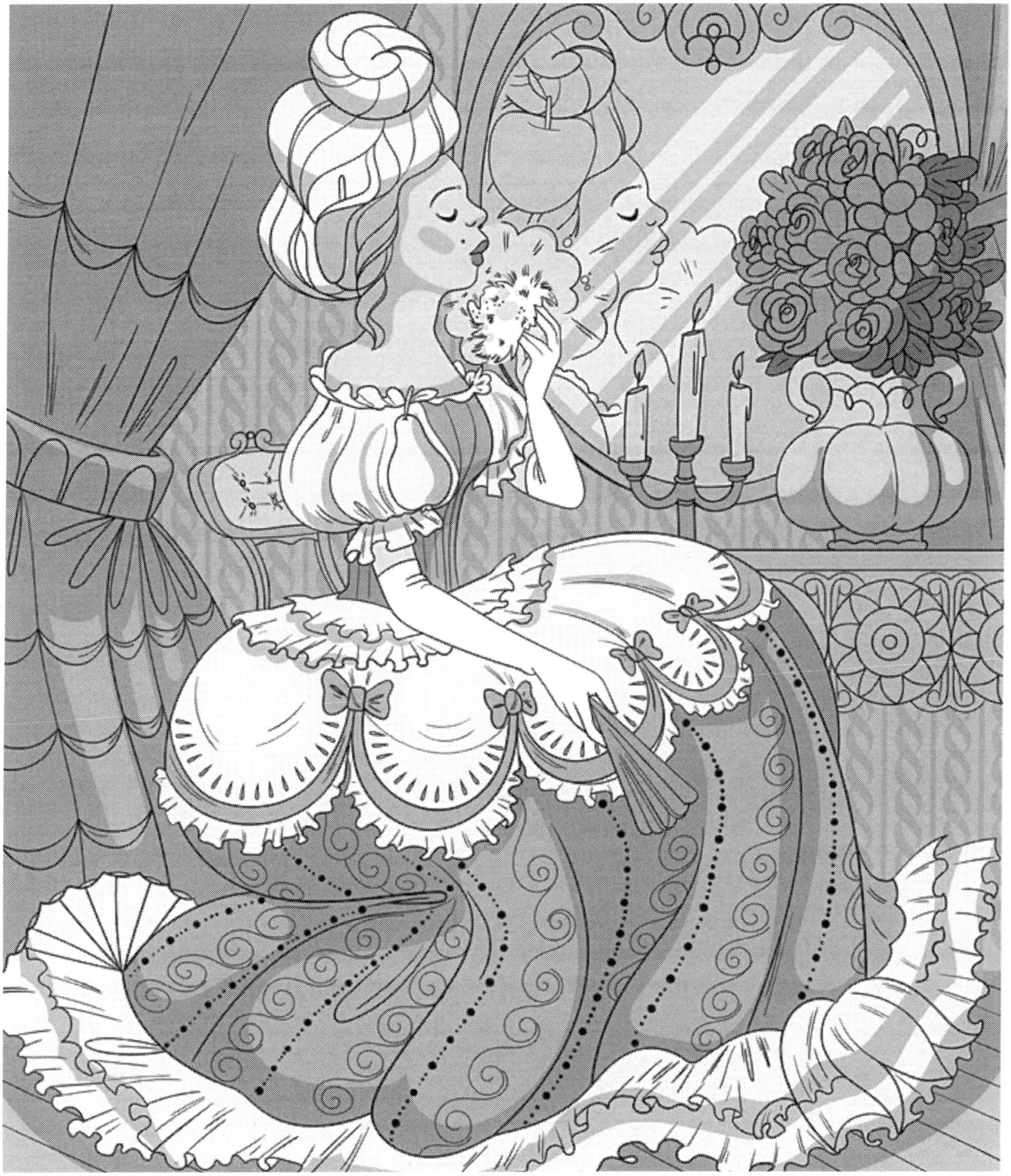

TRA QUESTE 2 IMMAGINI CI SONO 6 DIFFERENZE

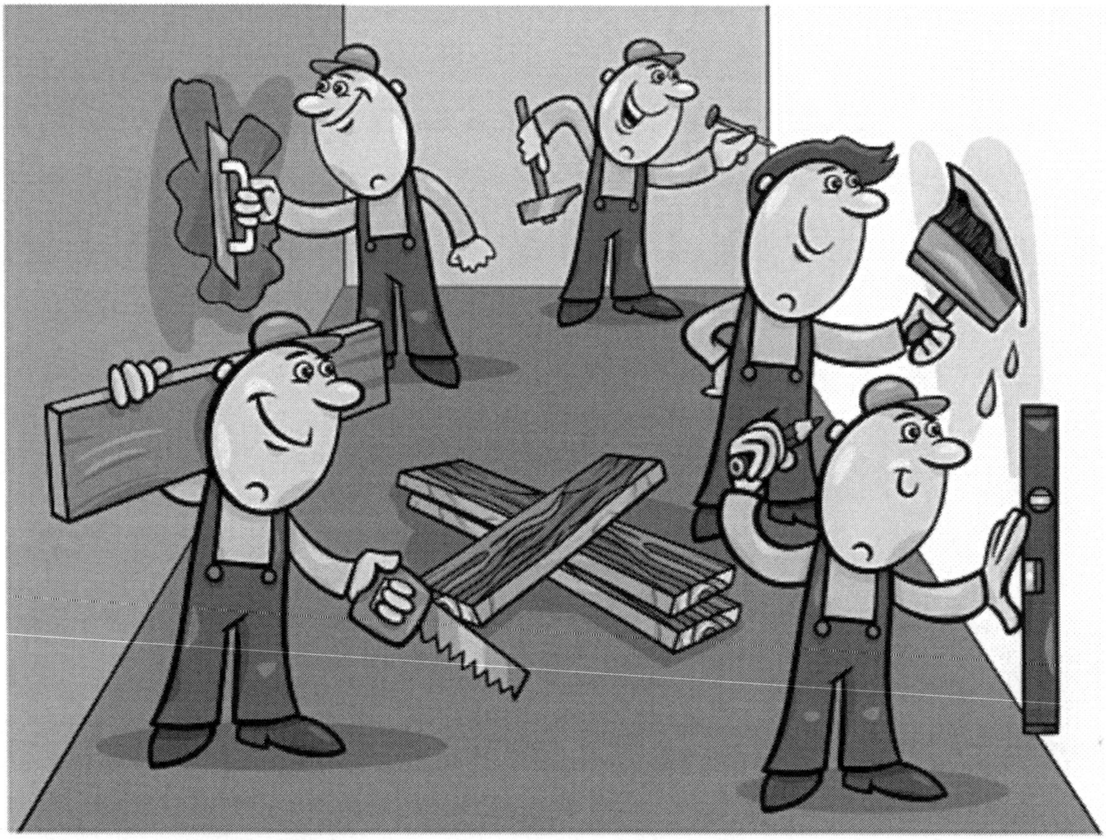

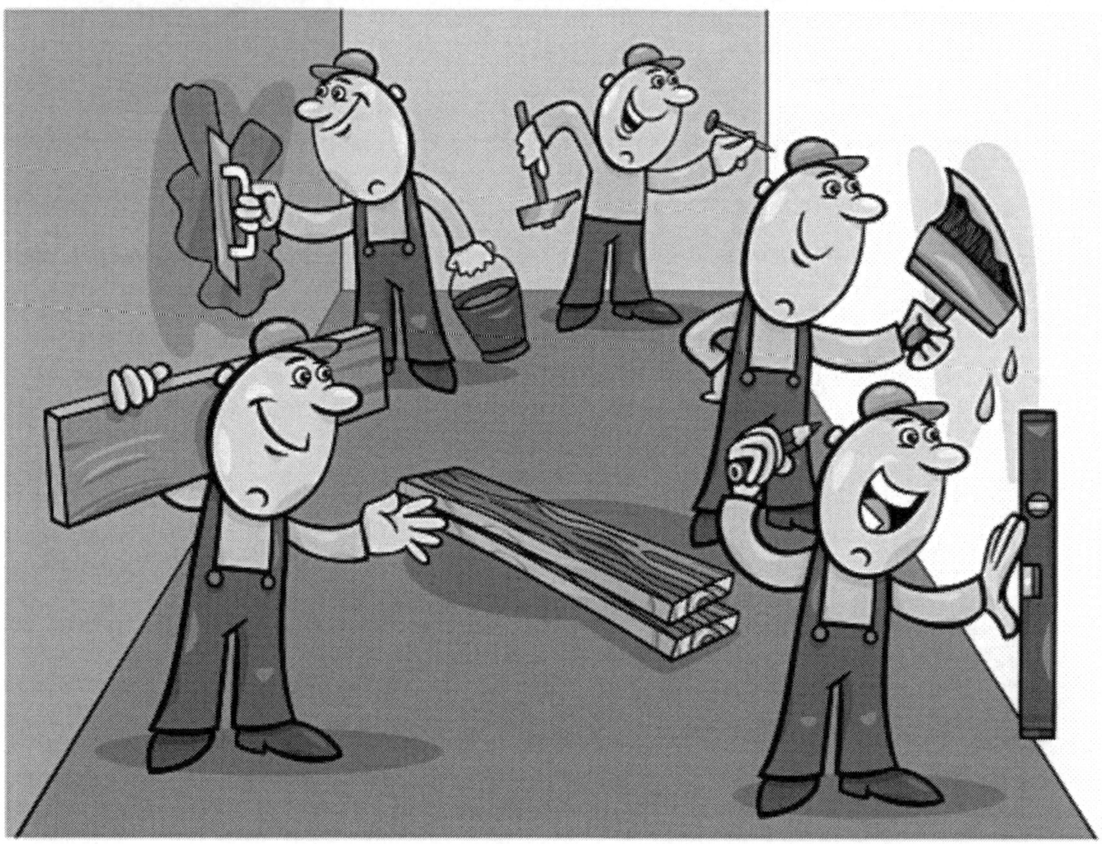

TRA QUESTE 2 IMMAGINI CI SONO 10 DIFFERENZE

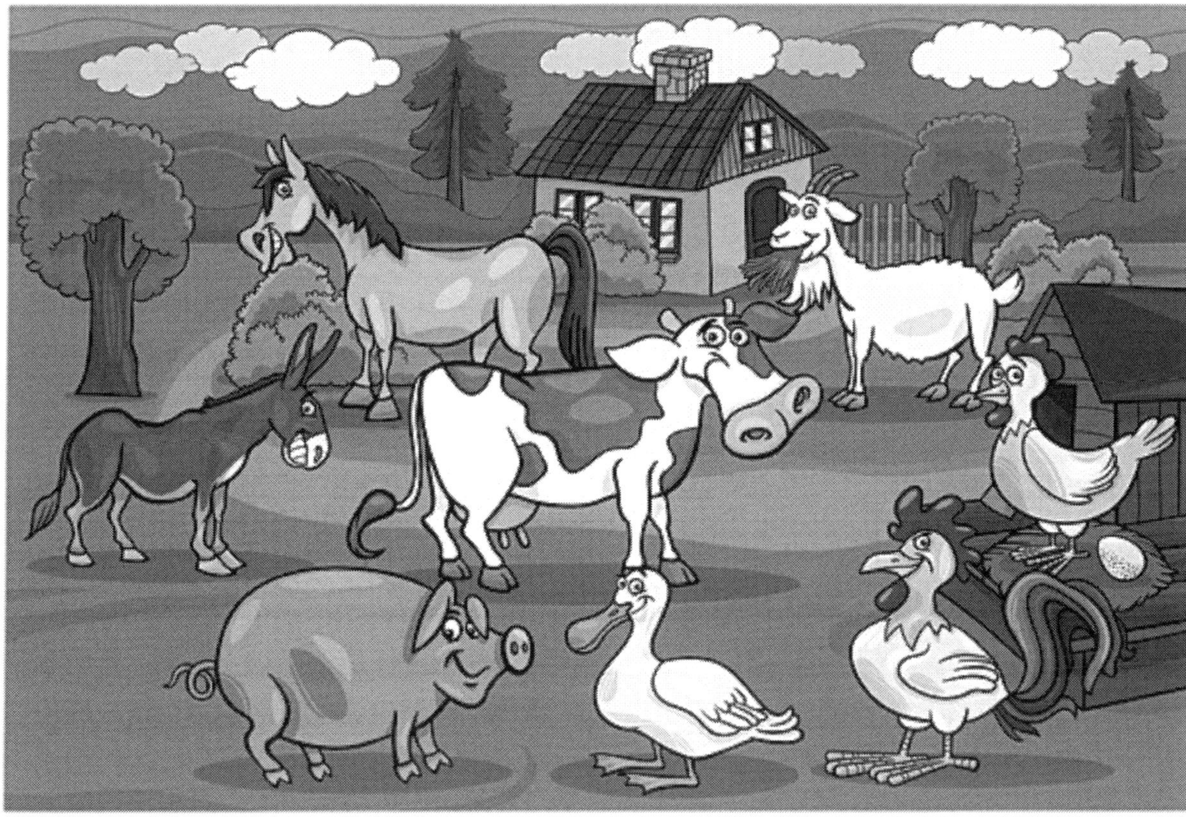

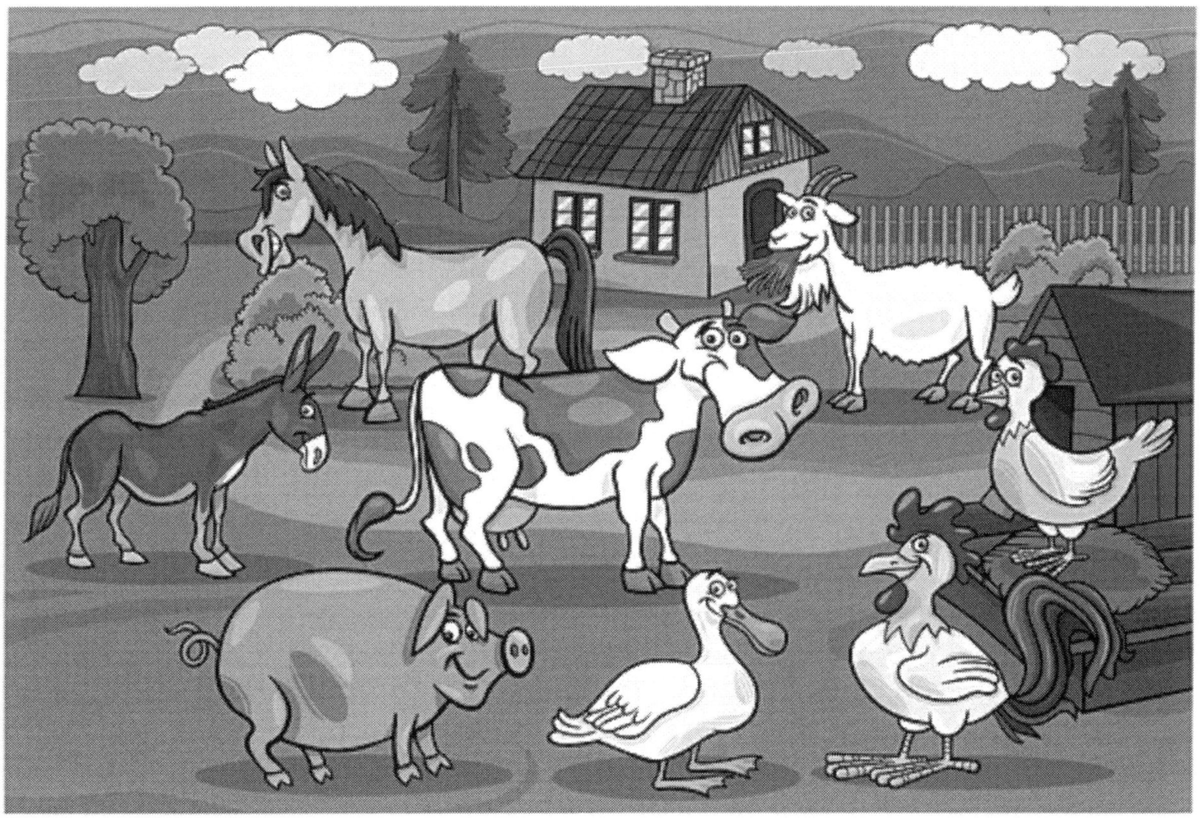

MINI SUDOKU

Il numero segnato nelle caselle grigie è il risultato della somma dei numeri da inserire nelle caselle bianche

(Livello facile)

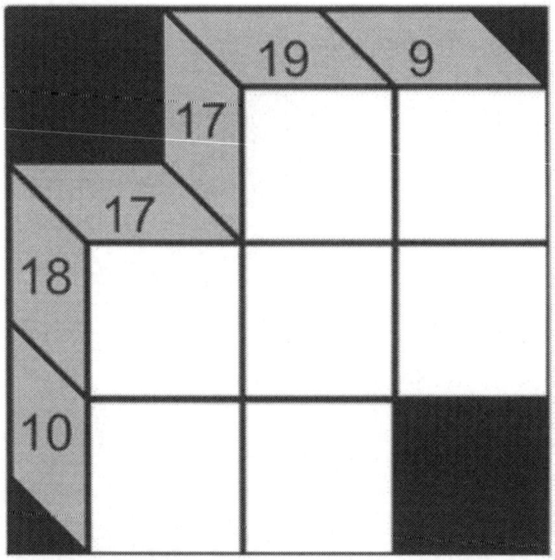

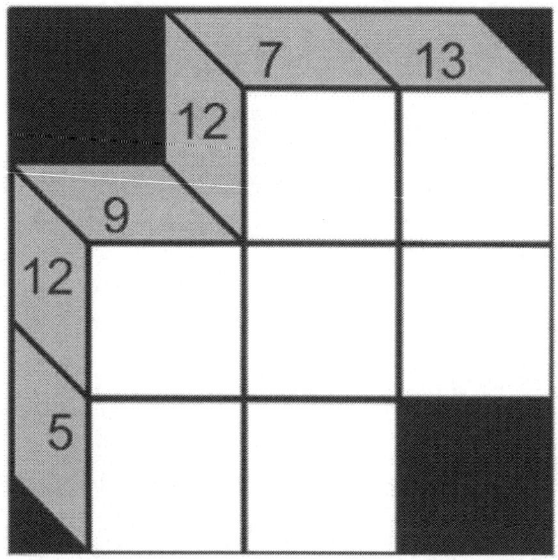

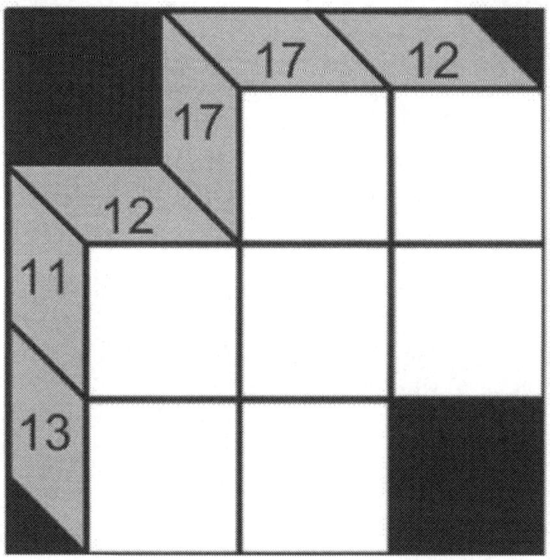

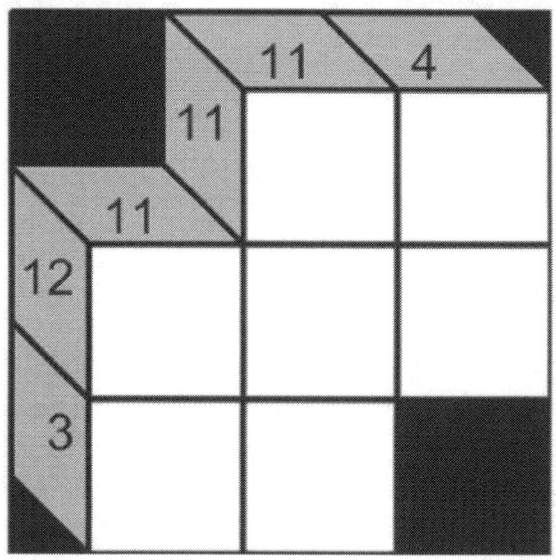

IO PROMETTO DI CONTINUARE A VIVERE COME SE MI ASPETTASSI DI VIVERE PER SEMPRE. NESSUNO DIVENTA VECCHIO VIVENDO SEMPLICEMENTE UN CERTO NUMERO DI ANNI. LA GENTE DIVENTA VECCHIA QUANDO ABBANDONA I PROPRI IDEALI. GLI ANNI POSSONO CORRUGARE LA PELLE, MA ARRENDERSI CORRUGA L'ANIMA.

(DOUGLAS MACARTHUs)

I NUMERI IN LETTERE

(Livello medio)

U	N	D	I	C	I	G	B	P	G	B	H	M	E
Q	U	A	T	T	O	R	D	I	C	I	A	L	L
D	O	T	T	O	Y	B	R	N	O	V	E	T	T
D	O	D	I	C	I	P	W	G	U	M	Z	S	L
P	E	G	Q	U	A	T	T	R	O	Z	P	R	M
D	Q	U	I	N	D	I	C	I	X	G	V	C	C
U	H	L	J	Z	O	J	N	Z	Z	G	G	X	F
L	A	U	S	E	I	R	A	G	E	N	J	E	R
C	I	N	Q	U	E	P	D	I	E	C	I	W	U
S	E	D	I	C	I	D	U	E	F	H	H	M	Q
C	S	E	T	T	E	A	E	P	W	A	R	K	A
P	S	T	R	E	D	I	C	I	M	F	E	D	Z
T	W	W	T	Q	Z	T	R	E	H	L	Y	G	N
T	I	R	W	J	U	N	O	E	J	Q	X	A	O

CINQUE - DIECI - DODICI - DUE - NOVE - OTTO - QUATTORDICI - QUATTRO QUINDICI - SEDICI - SEI - SETTE - TRE - TREDICI - UNDICI - UNO

SUDOKU SAMURAI

(Livello difficile)

	2			3			6						1			8			5	
7								9				8								6
			2		8										9		4			
		1		5		9								1		9		7		
4			9		6			8				7			5		6			9
		6		1		7								2		7		4		
			7		2										1		3			
6								4				5								8
	5			4			8			7			9			5			4	
									6		3									
								8				3								
									5		2									
	7			3			1			2			5			3			1	
4								9				2								9
			8		1										9		4			
		7		8		4								6		5		4		
9			2		7			8				1			6		8			3
		2		1		9								5		9		2		
			3		6										8		5			
8								4				4								8
	4			9			7						7			4			3	

DAMA INTERNAZIONALE

Il bianco muove e vince in tre mosse

(Livello medio)

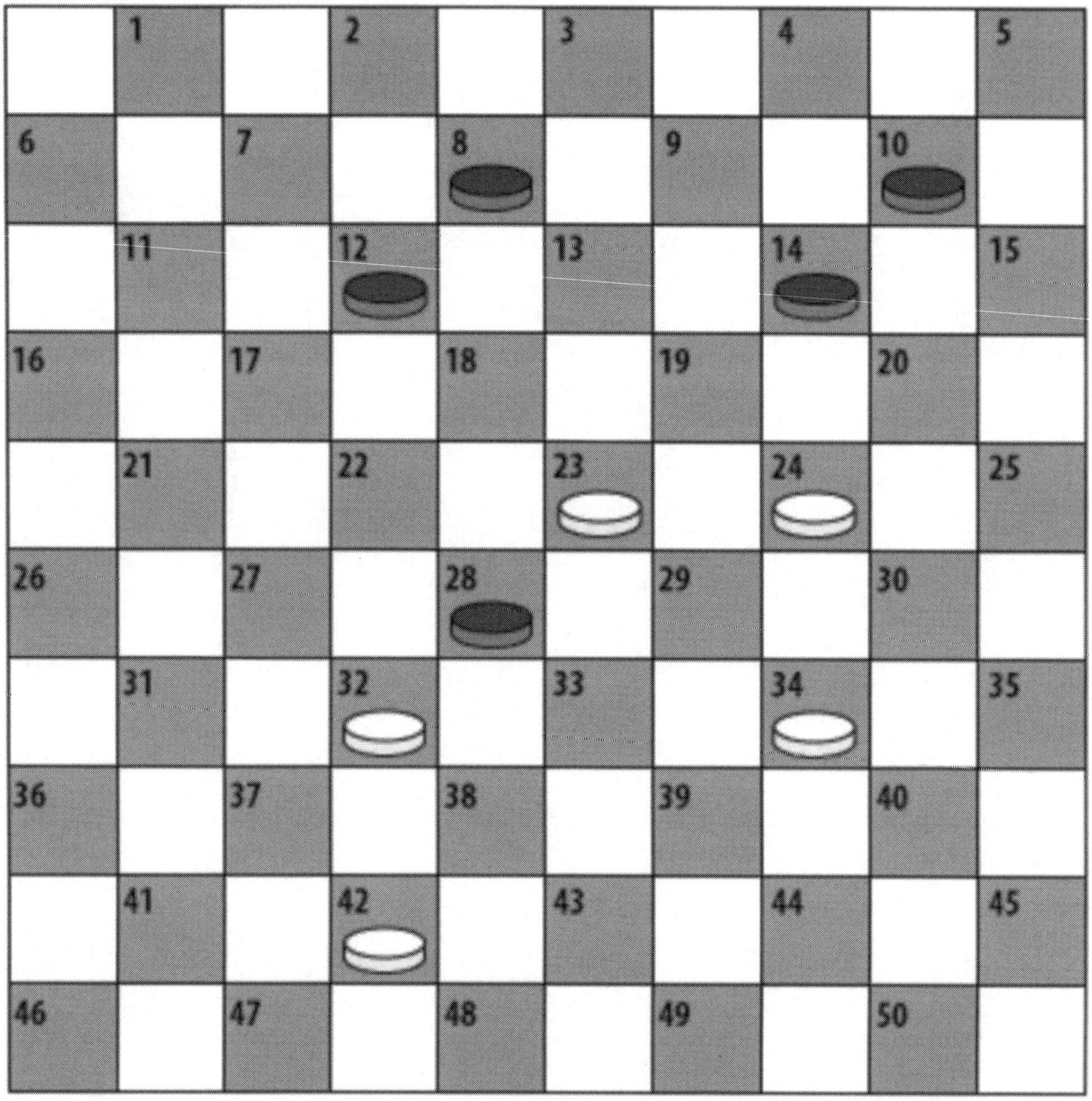

DAMA ITALIANA

Il bianco muove e vince in due mosse

(Livello medio)

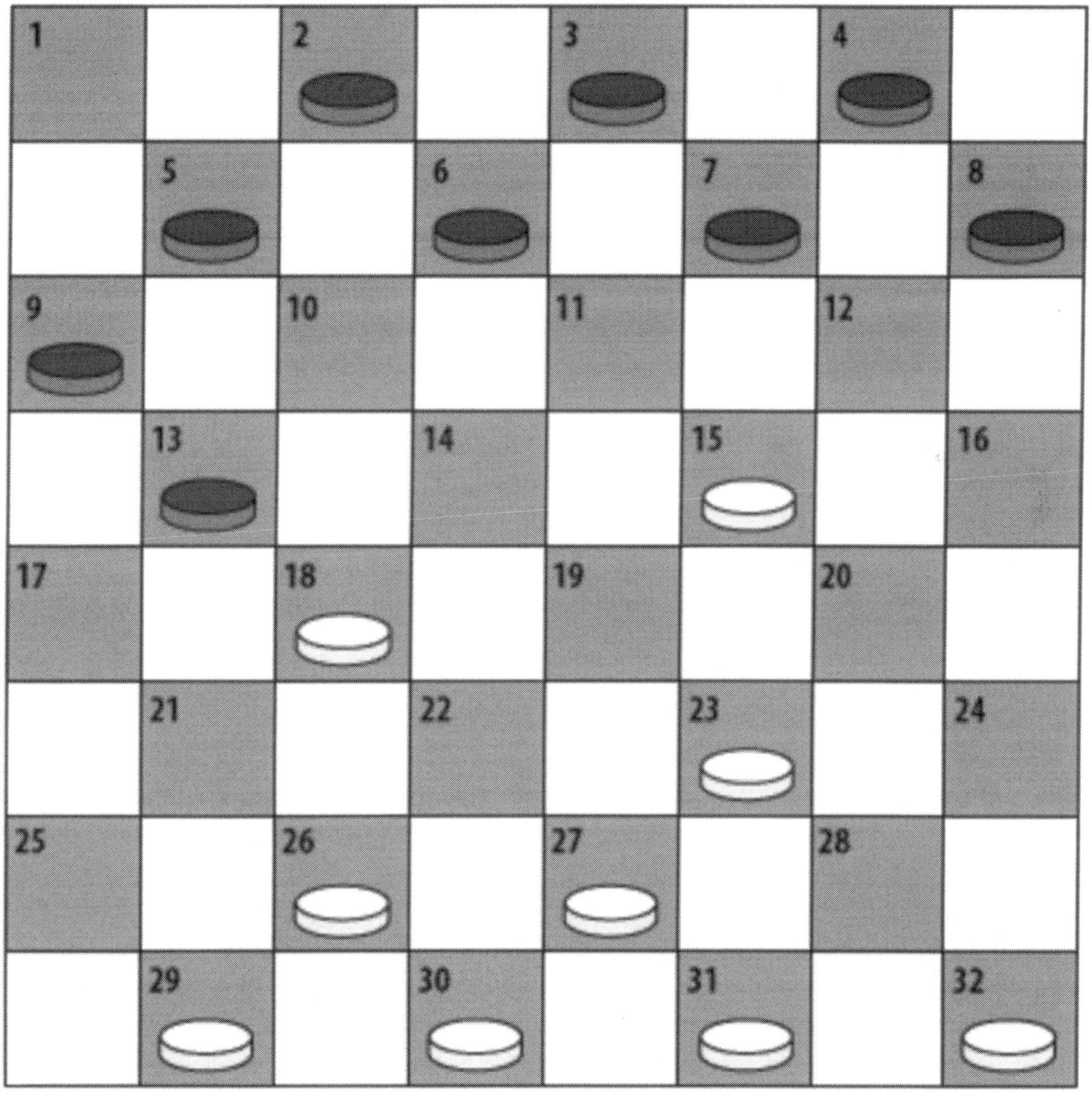

ROMPICAPO

(Livello difficile) Usando la logica, trova il valore di ogni singolo oggetto al fine di risolvere l'enigma

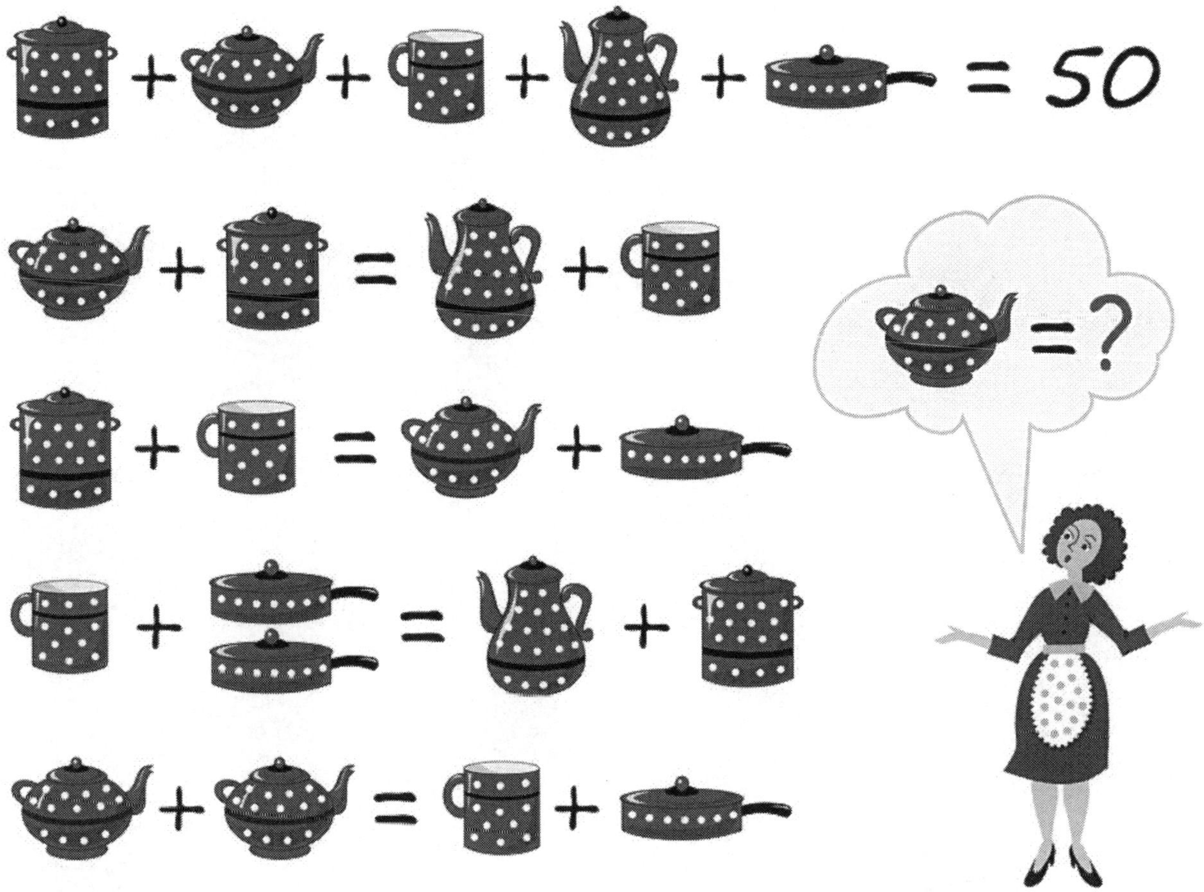

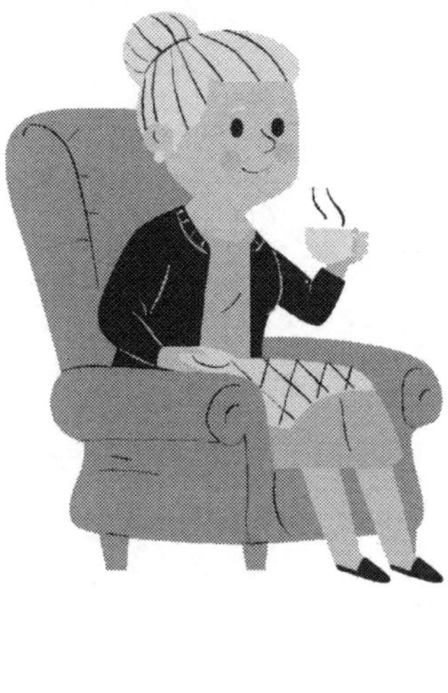

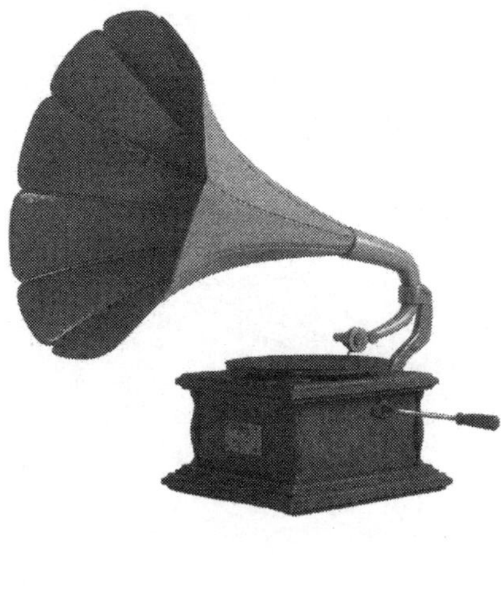

SOLUZIONI

Pag 8

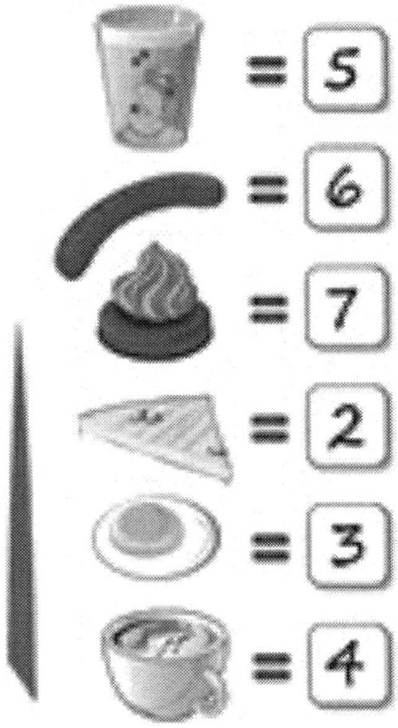

Pag 11

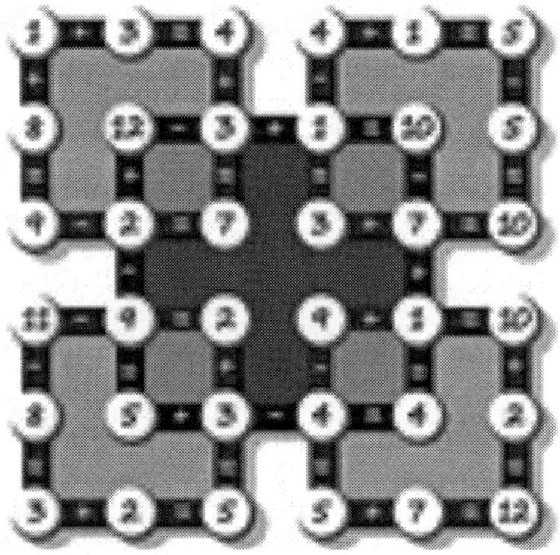

Pag 12

8	6	7	1	9	3	4	2	5
3	9	5	8	4	2	7	1	6
2	1	4	7	6	5	3	8	9
7	5	8	9	2	1	6	4	3
9	4	1	3	5	6	2	7	8
6	3	2	4	7	8	9	5	1
1	8	6	2	3	4	5	9	7
5	2	9	6	8	7	1	3	4
4	7	3	5	1	9	8	6	2

Pag 16-17

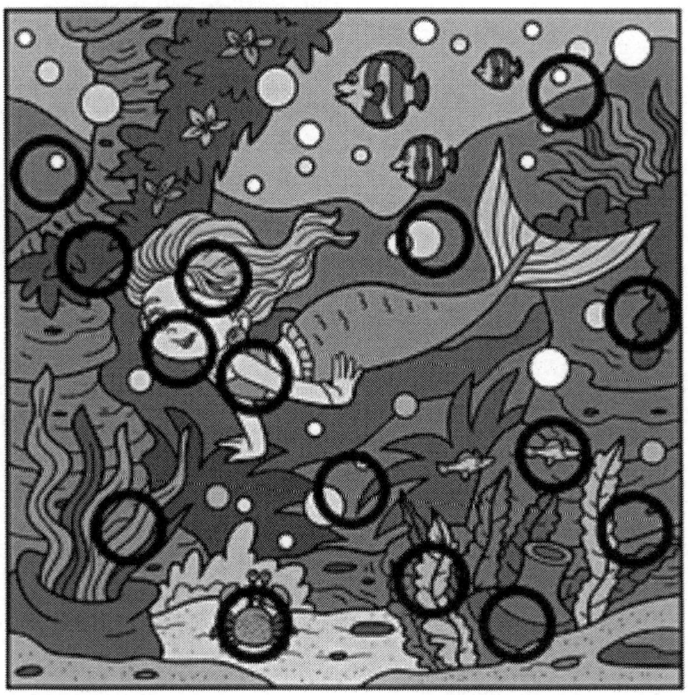

Pag 18

D	R	I	C	C	I	O	P	Z	K	W	F	J	U
O	I	G	U	F	O	V	T	K	D	H	F	I	I
N	B	T	A	S	S	O	A	A	M	G	Q	G	I
N	N	M	T	G	C	I	N	G	H	I	A	L	E
O	O	G	D	X	S	O	R	S	O	Z	L	Q	Q
L	Z	C	R	L	C	E	R	V	O	K	Y	N	W
A	F	A	D	L	U	P	O	X	S	L	Q	W	O
D	Q	C	F	C	C	C	E	A	V	O	L	P	E
W	Y	Q	O	S	C	O	I	A	T	T	O	L	O
J	Z	U	H	U	O	C	I	J	D	K	J	I	Y
O	L	I	G	Y	E	S	E	R	P	E	N	T	E
W	L	L	L	E	U	Q	L	G	X	C	O	G	R
A	H	A	L	U	C	E	R	T	O	L	A	T	L
H	B	K	P	J	V	I	P	E	R	A	Q	O	P

Pag 19

N	H	U	I	H	Z	Z	U	D	P	S	H	T	A
E	E	N	H	P	R	N	L	N	J	H	I	W	E
S	I	A	N	G	U	R	I	A	O	F	K	C	F
P	W	P	V	V	V	P	Y	T	C	F	O	Q	E
O	M	V	B	A	Y	F	P	G	I	B	J	I	B
L	A	A	C	N	H	Z	I	P	L	M	I	N	O
A	N	S	Y	A	I	E	R	R	I	E	C	G	B
K	D	H	U	N	K	C	E	U	E	L	C	G	B
M	A	L	B	A	I	F	N	G	G	A	J	H	N
L	R	S	A	S	W	V	Z	N	I	R	K	L	G
R	I	K	N	C	I	Z	N	A	A	G	Q	H	Z
T	N	G	A	R	F	U	Q	P	E	R	A	G	U
T	O	I	N	V	X	A	R	A	N	C	I	A	X
D	H	N	A	S	U	F	R	A	G	O	L	A	C

Pag 21

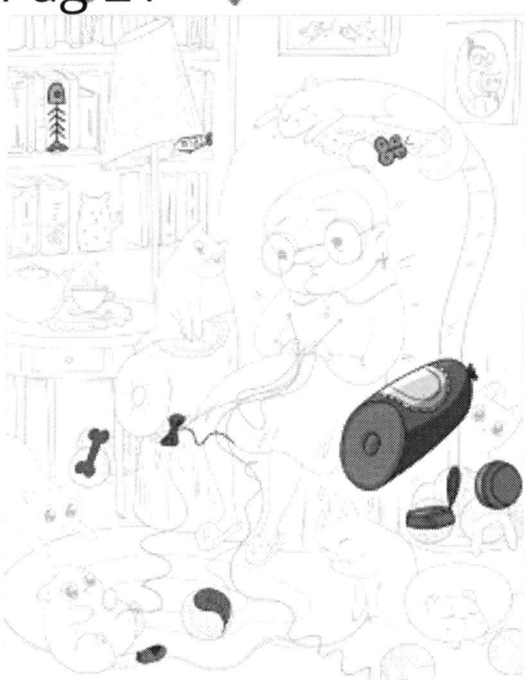

Pag 29

7	6	4	2	9	8	5	3	1
2	9	5	1	7	3	4	8	6
1	8	3	6	4	5	7	9	2
8	2	7	5	1	4	3	6	9
5	3	9	8	2	6	1	4	7
6	4	1	7	3	9	8	2	5
9	1	6	4	8	7	2	5	3
3	7	8	9	5	2	6	1	4
4	5	2	3	6	1	9	7	8

5	9	1	7	3	2	6	4	8
8	6	3	4	9	1	7	2	5
2	7	4	8	5	6	9	3	1
3	8	6	5	7	9	2	1	4
4	5	7	1	2	3	8	6	9
9	1	2	6	8	4	5	7	3
6	3	5	2	1	8	4	9	7
7	4	9	3	6	5	1	8	2
1	2	8	9	4	7	3	5	6

9	7	8	2	6	3	4	5	1
2	4	1	5	9	8	6	3	7
6	3	5	1	7	4	2	9	8
7	2	3	4	8	1	9	6	5
1	9	4	6	5	7	8	2	3
5	8	6	9	3	2	1	7	4
8	1	7	3	2	9	5	4	6
4	5	9	7	1	6	3	8	2
3	6	2	8	4	5	7	1	9

7	8	2	1	4	5	6	3	9
1	4	3	6	7	9	2	5	8
6	5	9	3	2	8	1	4	7
8	1	7	4	5	2	9	6	3
4	2	6	8	9	3	5	7	1
3	9	5	7	1	6	8	2	4
5	3	1	2	8	7	4	9	6
9	7	4	5	6	1	3	8	2
2	6	8	9	3	4	7	1	5

Pag 31

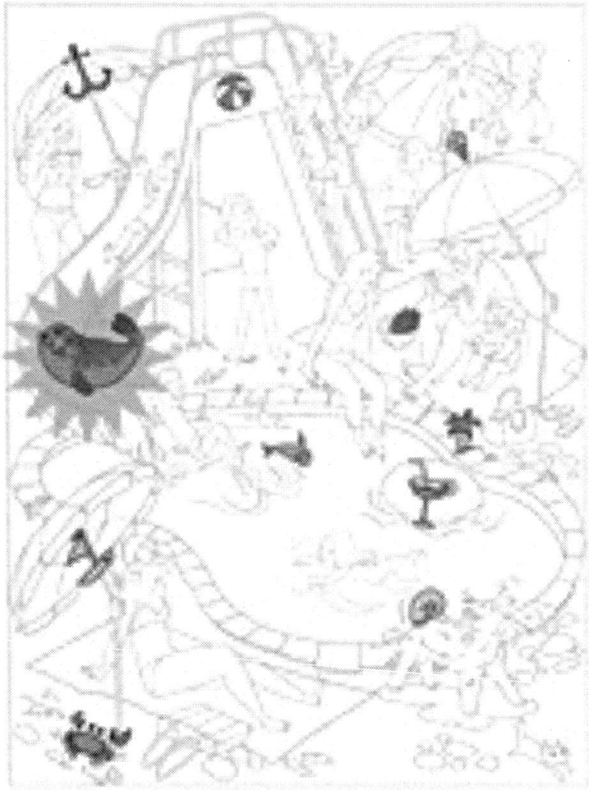

Pag 32

7 + 9 - 14 : 2 X 9 = 9

26 + 12 - 8 X 7 : 15 = 14

35 : 7 X 17 + 13 - 8 = 90

44 + 11 - 5 X 6 : 15 = 20

7 + 1 X 12 - 4 : 23 = 4

Pag 33

M	J	C	O	M	E	R	O	D	K	M	K	K	Z
S	Y	C	C	Q	M	E	T	A	C	A	R	P	O
C	M	E	T	A	T	A	R	S	O	A	E	F	M
N	X	Z	Z	P	T	H	F	E	M	O	R	E	A
Y	C	X	A	F	E	I	J	E	L	W	D	I	N
U	R	C	R	A	W	R	B	R	O	T	U	L	A
K	P	X	O	R	D	O	O	I	K	U	V	L	A
I	I	B	C	S	K	X	F	N	A	B	S	F	M
U	L	N	A	K	T	M	V	Z	E	P	T	R	E
B	M	A	L	L	E	O	L	O	Y	Y	E	A	N
H	D	F	V	E	B	B	L	I	F	S	R	P	I
W	W	J	C	K	P	P	Z	E	R	I	N	J	S
Z	P	B	F	C	P	X	R	A	D	I	O	I	C
U	M	A	N	D	I	B	O	L	A	W	J	L	O

Pag 35

	31↓	45↓		44↓	38↓	11↓		38↓		44↓	26↓	16↓	17↓	6↓	8↓
15→	9	6	29↓ 18→	3	9	6	2→	2	8↓ 26→	4	7	5	3	6	1
28→	7	1	9	2	6	3	3↓ 31→	1	8	7	9	4	2	7↓ 7→	7
40→	1	9	7	8	4	2	3	6	2↓ 22→	2	1	7	8	4	5↓
29→	4	8	5	9	3	4↓	10↓ 18→	4	2	9	3	10↓ 10→	4	1	5
36→	2	3	6	7	8	4	1	5	36↓ 13→	6	4	3	24↓ 2→	2	17↓
21→	8	4	2	6	1	3↓ 34→	4	9	8	3	2	1	7	16↓ 8→	8
	22↓ 5→	5	26↓ 35→	4	7	2	5	3	6	8	23↓ 21→	4	1	7	9
15→	1	7	2	5	11↓ 1→	1	7↓ 34→	8	9	5	3	2	6	1	19↓
14→	4	2	8	5↓ 6→	6	14↓ 7→	7	9↓ 5→	5	4↓ 6→	6	12↓ 15→	2	8	5
9→	9	18→	9	3	1	5	8↓ 39→	6	7	4	9	5	8	8↓ 8→	8
8→	8	34→	7	2	4	9	8	3	1	12→	5	7	14→	8	6

Pag 36

	8↓	35↓	24↓	8↓		30↓	4↓	20↓	18↓
29→	7	8	9	5	27→	8	3	9	7
19→	1	9	7	2	4↓ 13→	7	1	3	2
	17↓ 26→	5	8	1	3	9	4↓ 17→	8	9
16→	9	7	17↓	35↓ 8→	1	4	3	32↓	4↓
30→	8	6	9	7	17↓ 12→	2	1	6	3
	10↓	24↓ 22→	8	5	9	13↓	9↓ 3→	2	1
9→	1	8	5↓ 35→	6	8	7	5	9	12↓
28→	7	9	4	8	24→	4	3	8	9
19→	2	7	1	9	13→	2	1	7	3

Pag 37

REBUS

A VERE; CH ANCE; SENO RMI =
AVERE CHANCES ENORMI

ST RING: AT ARE; LAZIO NE =
STRINGATA RELAZIONE

Pag 39

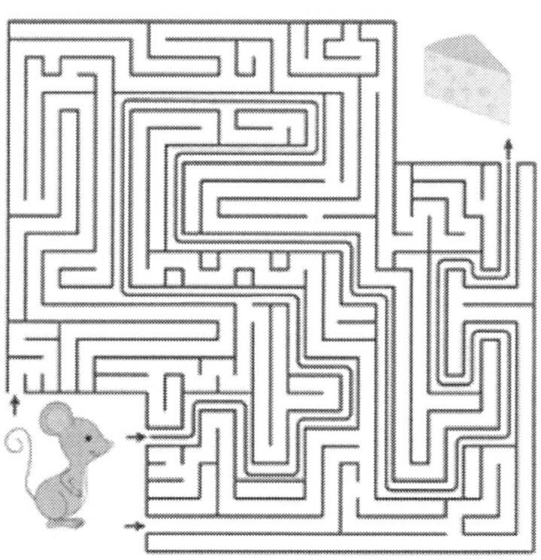

Pag 40

C	I	N	A	■	A	L	I	E	N	O
O	O	■	P	A	N	I	N	O	■	F
R	■	C	■	S	A	N	O	■	M	F
O	M	E	R	I	C	O	■	P	U	S
■	A	L	A	N	I	■	L	I	R	E
P	I	A	N	O	■	M	A	R	A	T
R	A	R	A	■	C	A	R	O	L	■
O	L	E	■	M	A	N	A	G	E	R
U	E	■	M	A	N	I	■	A	■	O
S	■	C	A	R	T	E	R	■	G	S
T	O	N	I	C	O	■	C	E	R	A

Pag 43

6	4	2	3	7	1	9	8	5				3	8	2	5	6	1	9	4	7
7	3	5	4	9	8	1	6	2				6	9	7	2	3	4	1	8	5
8	1	9	2	6	5	4	3	7				5	4	1	7	8	9	6	2	3
3	5	6	9	4	2	8	7	1				9	7	4	8	2	3	5	1	6
4	9	7	8	1	3	5	2	6				8	2	5	6	1	7	3	9	4
1	2	8	7	5	6	3	4	9				1	6	3	4	9	5	8	7	2
9	6	3	5	8	7	2	1	4	5	9	8	7	3	6	1	4	8	2	5	9
5	8	1	6	2	4	7	9	3	1	6	4	2	5	8	9	7	6	4	3	1
2	7	4	1	3	9	6	5	8	2	7	3	4	1	9	3	5	2	7	6	8
						1	7	6	4	3	2	9	8	5						
						5	4	9	8	1	6	3	2	7						
						3	8	2	9	5	7	6	4	1						
3	2	7	5	8	4	9	6	1	3	2	5	8	7	4	2	3	6	1	5	9
4	1	6	7	9	2	8	3	5	7	4	9	1	6	2	9	7	5	3	4	8
8	5	9	6	3	1	4	2	7	6	8	1	5	9	3	8	1	4	6	2	7
1	7	8	4	2	3	6	5	9				7	1	8	5	9	3	4	6	2
2	6	4	9	5	8	1	7	3				3	4	6	7	2	1	9	8	5
5	9	3	1	7	6	2	8	4				9	2	5	6	4	8	7	1	3
6	3	1	8	4	5	7	9	2				6	5	1	3	8	7	2	9	4
9	8	2	3	1	7	5	4	6				4	3	9	1	5	2	8	7	6
7	4	5	2	6	9	3	1	8				2	8	7	4	6	9	5	3	1

Pag 44

■	1 STRA	2 TA	GEM	3 MA	■	4 CAL	CIA	5 RE	■	6 FOR	ZIE	7 RI
8 DA	NIE	LE	■	9 STO	10 LI	DO	■	11 TI	12 VO	LI	■	SEN
13 MA	RE	■	14 MA	DON	NA	■	15 DO	CEN	TI	■	16 FAN	TI
SCO	■	17 VE	STI	TE	■	18 RO	MAN	ZA	■	19 DO	TA	TI
■	20 CAR	LI	NO	■	21 TOR	BI	DA	■	22 CA	RI	SMA	■
23 VE	NO	STA	■	24 RE	NA	NIA	■	25 RE	TI	CHE	■	26 TIR
27 RI	SO	■	28 PAR	LA	RE	■	29 PA	TRO	NI	■	30 MAR	RE
TIE	■	31 FOR	MA	TO	■	32 AL	LE	GRA	■	33 CAS	SI	NO
34 RA	ZIO	NI	■	35 RI	SCON	TRI	■	36 DI	MEN	SIO	NE	■

Pag 45

				1 E	3 M	5 U	■	3 M	6 A	7 F	8 I	4 O	9 S	8 I
				10 T	6 A	8 I	11 G	6 A	■	1 E	2 L	3 M	4 O	■
				12 N	8 I	■	8 I	2 L	6 A	■	6 A	■	2 L	11 G
				6 A	■	2 L	4 O	10 T	10 T	1 E	13 R	8 I	6 A	■
9 S	6 A	13 R	6 A	■	14 V	8 I	14 V	6 A	■	13 R	1 E	■	8 I	15 D
■	2 L	1 E	10 T	10 T	8 I	11 G	6 A	■	11 G	16 B				
7 F	8 I	6 A	10 T	■	10 T	5 U	12 N	15 D	13 R	6 A				
13 R	■	2 L	8 I	16 B	1 E	13 R	8 I	6 A	■	8 I				
6 A	14 V	1 E	■	5 U	■	1 E	■	12 N	1 E	4 O				

Partendo dalla parola stampata completate ogni schema.
Nelle caselle a fondo grigio compariranno i nomi di quattro tipi di ambienti naturali.

				3 S	5 T	4 O	1 P	■	■	6 U	3 S	7 A	5 T	8 I
				4 O	6 U	■	7 A	9 R	10 C	6 U	7 A	5 T	4 O	■
				3 S	5 T	2 E	1 P	1 P	7 A	■	11 L	2 E	■	1 P
				5 T	2 E	3 S	7 A	■	9 R	6 U	12 M	4 O	9 R	8 I
■	12 M	7 A	9 R	2 E	■	5 T	■	■	13 N	4 O	8 I	■	11 L	6 U
1 P	7 A	9 R	8 I	■	10 C	2 E	9 R	5 T	2 E	■				
2 E	9 R	2 E	■	14 D	2 E	3 S	2 E	9 R	5 T	4 O				
3 S	10 C	7 A	9 R	8 I	10 C	7 A	5 T	7 A	■	14 D				
4 O	4 O	■	13 N	4 O	2 E	■	2 E	12 M	12 M	2 E				

Pag 48

1	5	2	4	3	6	8	7	9				4	6	8	5	2	9	3	7	1
8	3	9	7	2	1	4	6	5				1	5	2	7	6	3	8	9	4
7	6	4	9	5	8	1	3	2				3	7	9	1	4	8	2	5	6
5	2	8	6	4	7	3	9	1				2	3	7	8	1	5	6	4	9
3	9	6	2	1	5	7	8	4				8	1	6	4	9	7	5	3	2
4	1	7	8	9	3	2	5	6				9	4	5	2	3	6	1	8	7
6	8	5	1	7	4	9	2	3	1	6	5	7	8	4	6	5	2	9	1	3
9	7	1	3	6	2	5	4	8	7	3	2	6	9	1	3	8	4	7	2	5
2	4	3	5	8	9	6	1	7	9	4	8	5	2	3	9	7	1	4	6	8
						4	7	1	2	5	6	9	3	8						
						3	6	9	8	7	4	2	1	5						
						8	5	2	3	1	9	4	7	6						
7	3	6	5	9	1	2	8	4	5	9	3	1	6	7	3	9	8	4	2	5
4	5	1	8	3	2	7	9	6	4	8	1	3	5	2	4	1	6	9	7	8
8	9	2	7	6	4	1	3	5	6	2	7	8	4	9	5	2	7	1	6	3
2	4	9	6	5	3	8	7	1				4	3	8	7	6	2	5	1	9
5	6	7	9	1	8	3	4	2				2	1	6	9	5	4	3	8	7
3	1	8	4	2	7	6	5	9				7	9	5	8	3	1	2	4	6
1	2	4	3	8	5	9	6	7				5	7	4	1	8	3	6	9	2
9	7	3	2	4	6	5	1	8				9	2	1	6	7	5	8	3	4
6	8	5	1	7	9	4	2	3				6	8	3	2	4	9	7	5	1

Pag 49

BORSA - CALCIO
CARBONE - CARTA
CORSA - DOLCE
INGLESE - ORO
PALLONE - VITA

REGALO

CARTA
CARBONE
DOLCE
VITA
BORSA
CORSA
ORO
PALLONE
CLACIO
INGLESE

GIARDINO

Pag 50

~~AT~~	~~BOS~~	~~DE~~	LA
DEL	ES	~~TRO~~	~~TON~~
~~LAN~~	FI	FIA	AN
~~IT~~	LOS	GEL	~~TA~~

Boston; Filadelfia;
Detroit; Atlanta;
Los Angeles.

Pag 51

U	O	**D**	D	I	Y	I	**T**	**A**	**L**	**L**	**I**	**N**	S
H	U	D	**U**	**R**	**B**	**E**	**R**	**L**	**I**	**N**	**O**	K	**L**
H	**L**	P	**A**	**B**	**I**	H	K	M	E	V	R	F	**I**
E	**O**	R	**V**	**M**	**L**	**G**	C	C	**M**	H	A	**B**	**S**
K	**N**	G	**A**	M	**S**	**I**	**A**	T	**A**	K	D	**E**	**B**
M	**D**	E	**R**	J	**S**	**T**	**N**	S	**D**	W	Q	**L**	**O**
P	**R**	X	**S**	H	R	**T**	**E**	**O**	**R**	U	M	**G**	**N**
Q	**A**	Y	**A**	P	X	X	**O**	**R**	**I**	Q	T	**R**	**A**
Z	H	**R**	**V**	W	A	H	S	**C**	**D**	C	I	**A**	C
U	C	T	**I**	A	D	J	**P**	P	**C**	**A**	S	**D**	X
U	I	Q	**A**	**G**	O	Q	**R**	C	A	**O**	**M**	**O**	O
Y	P	F	H	Y	**I**	B	**A**	R	I	C	**L**	Q	U
Q	U	**R**	**O**	**M**	**A**	C	**G**	A	U	T	Q	**M**	H
D	N	D	J	P	E	J	**A**	W	B	H	K	I	**A**

Pag 53

5	11	10	8
14	4	1	15
3	13	16	2
12	6	7	9

Pag 55

4-3-12

Pag 57

MATERIA

Pag 58-59

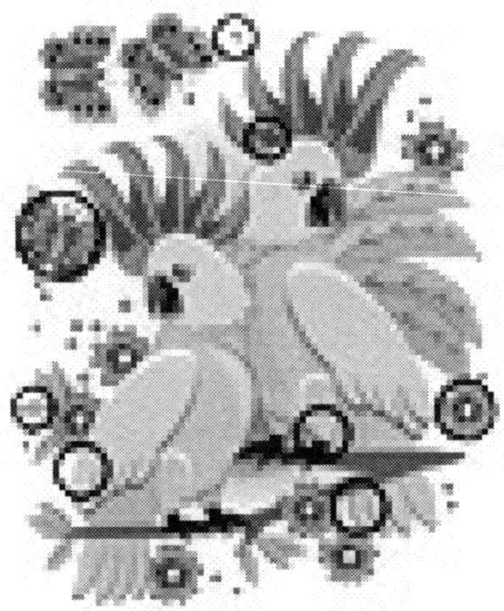

Pag 56

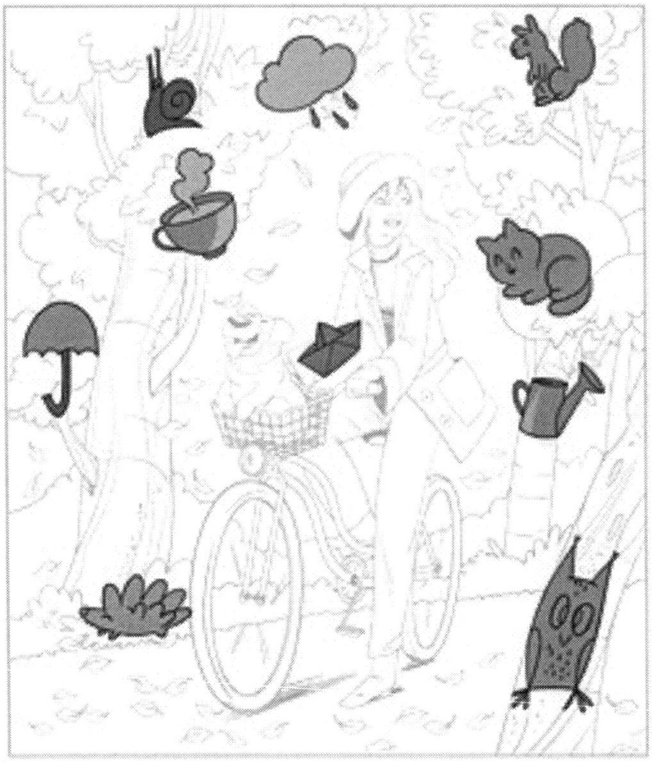

Pag 60

1-7 ; 2-13; 3-16; 4-6; 5-17.

Pag 61

1) promessa promossa
2) recinti recenti
3) mischia maschia

Pag 62

INDOVINELLO:
la pellicola fotografica

il locomotore

l'alcol

Pag 63

SOLUZIONE

• **Rebus:** GI unge R a L; lame TA = giunger alla meta; asse N; zebre V, I = assenze brevi; PI perde colla TO = "piper" decollato.

Pag 65

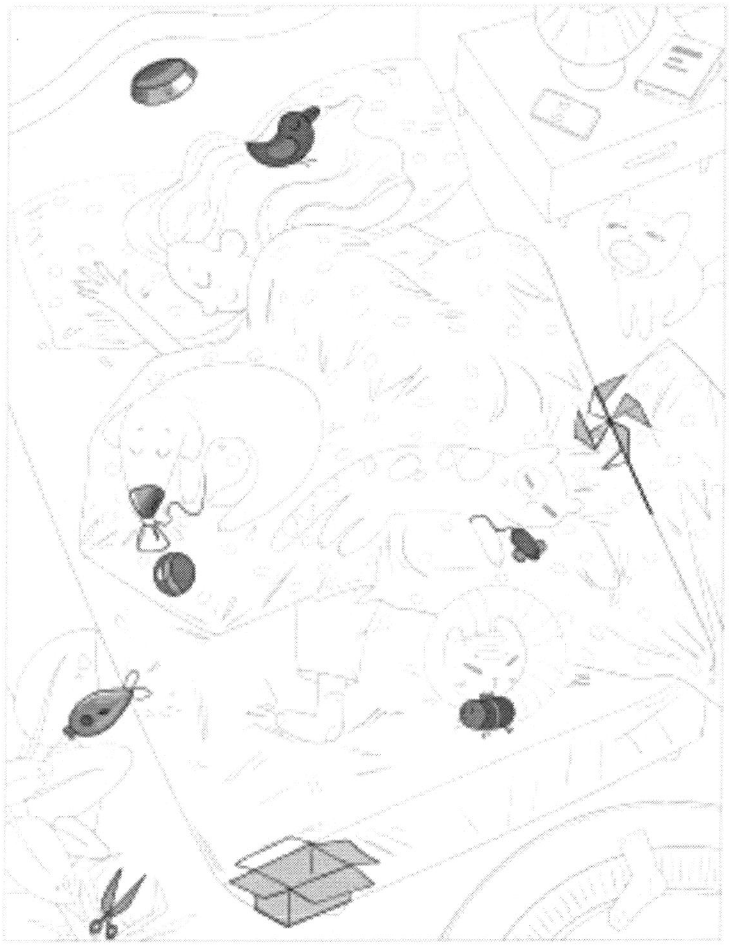

Pag 67

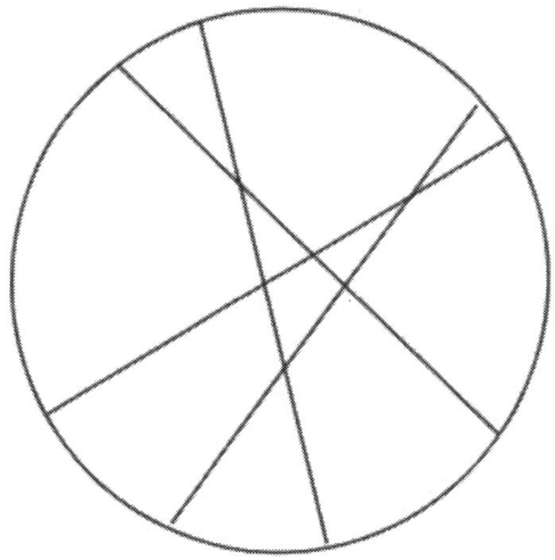

Con 4 tagli si può dividere in 11 parti

Pag 71

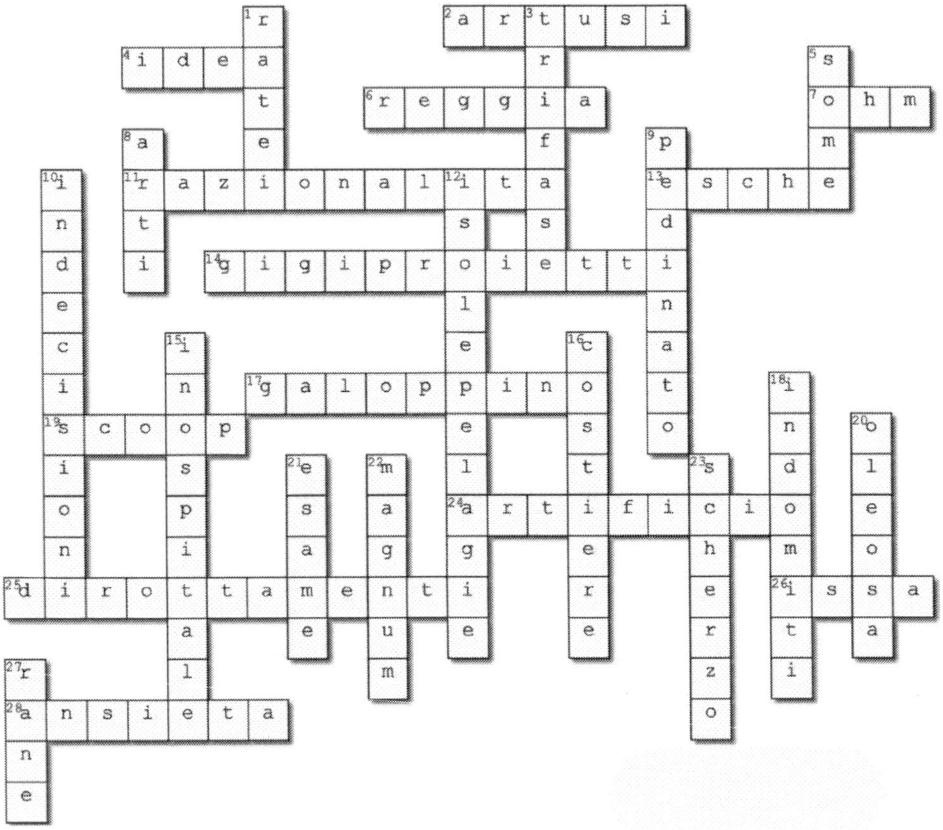
2 artusi
4 idea
6 reggia
7 ohm
11 razionalita
13 esche
14 gigiproietti
17 galoppino
19 scoop
24 artificio
25 dirottamenti
26 issa
28 ansieta

Pag 72

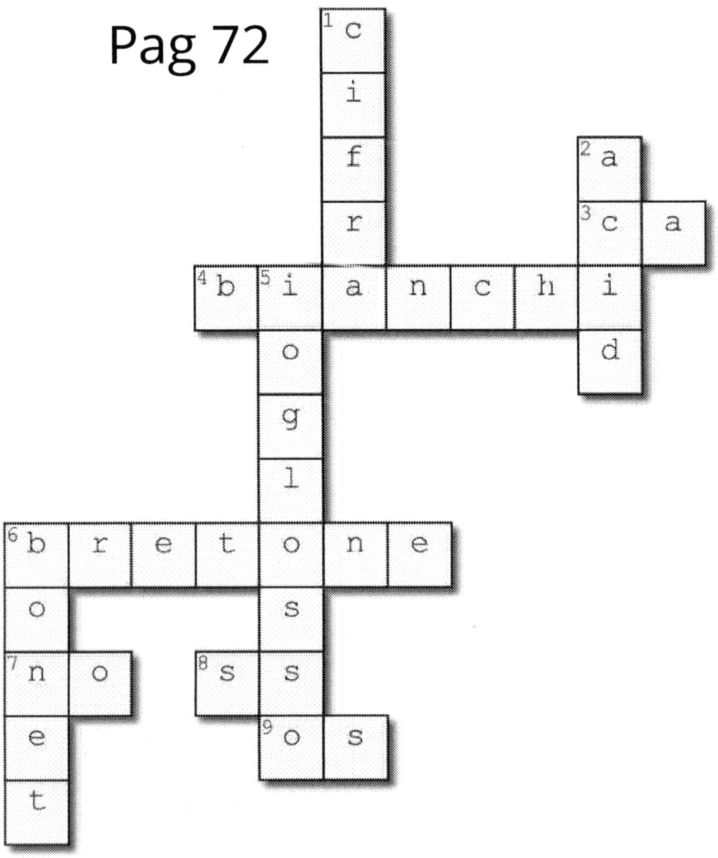
3 ca
4 bianchi
6 bretone
7 no
8 ss
9 os

Pag 73

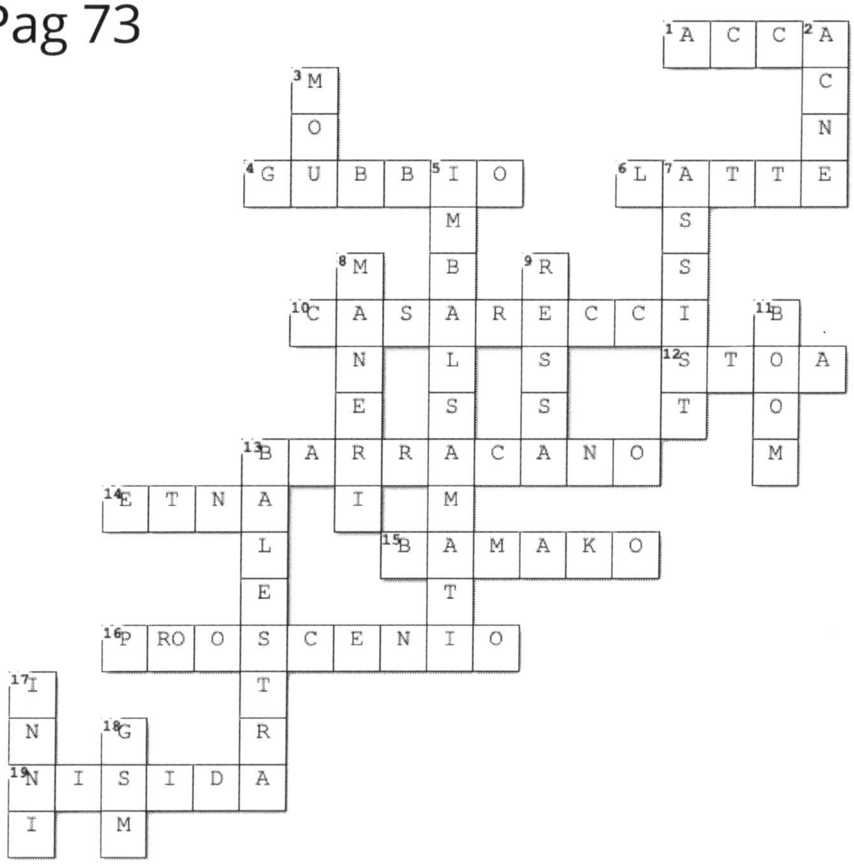

Pag 75

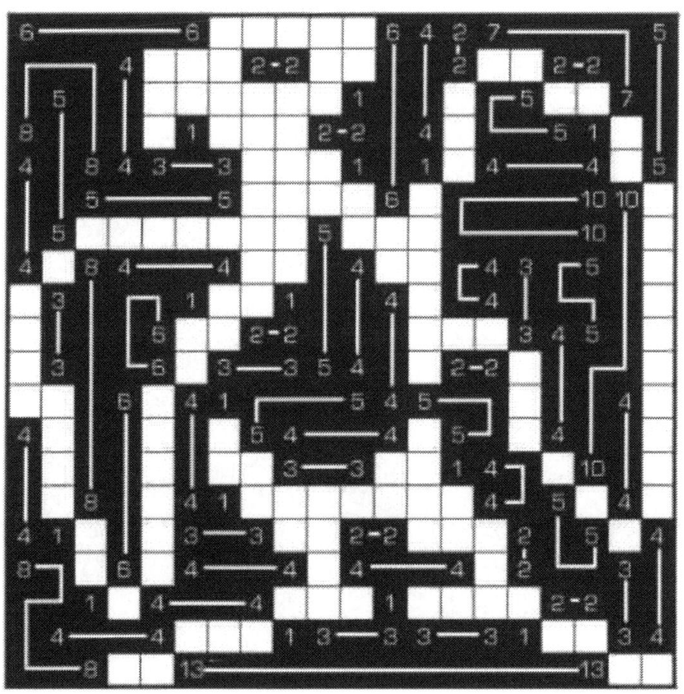

Pag 77

I + II = III

V − I = IV

V − III = II

VII − VI = I

VIII = X − II

X + V = XV

XX − X = X

Pag 79

A	T	I	P	I	C	O	■	C	O	P	I	A
M	■	R	D	■	O	R	G	I	A	■	S	L
A	H	I	■	L	E	■	I	■	E	S	■	Z
R	■	S	G	A	S	A	R	E	■	M	I	A
E	Z	■	A	D	I	R	A	T	E	■	N	T
N	■	V	E	R	S	A	T	I	L	I	T	A
A	S	I	■	O	T	T	I	M	A	■	R	■
■	C	O	R	N	E	R	■	O	■	R	I	F
C	O	L	L	I	R	I	O	■	R	E	S	E
O	L	E	■	■	E	■	S	A	■	M	A	R
N	A	N	N	A	■	C	A	R	T	A	■	R
A	R	T	E	R	I	A	■	S	E	R	I	E
N	A	O	M	I	■	E	V	A	D	E	R	E

Pag 81

G	A	R	A	■	A	L	T	O	■	B	E	N	I	N
E	S	T	R	A	N	E	A	■	R	E	T	I	N	A
T	M	■	A	S	T	I	■	N	I	E	T	■	E	T
S	A	M	■	S	E	■	C	O	M	P	A	T	T	I
E	T	E	R	O	■	B	U	I	E	■	G	I	T	E
M	I	S	E	R	I	C	O	R	D	I	O	S	E	■
A	C	E	■	B	N	■	R	■	I	O	N	I	■	S
N	O	■	L	I	D	O	■	C	A	N	I	■	F	T
I	■	V	I	T	E	■	O	■	T	I	■	T	I	R
■	C	A	N	O	N	I	Z	Z	A	Z	I	O	N	E
F	A	M	E	■	N	O	I	E	■	Z	E	N	I	T
A	P	P	E	T	I	T	O	■	O	A	■	O	T	T
U	R	■	T	A	T	A	■	E	R	T	A	■	U	O
S	A	R	T	I	A	■	I	N	C	O	L	O	R	I
T	I	B	E	T	■	R	A	R	A	■	I	D	E	E

Pag 83

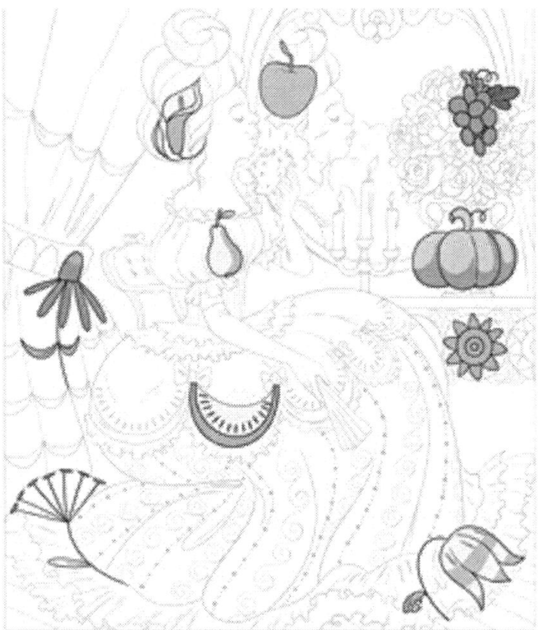

Pag 84

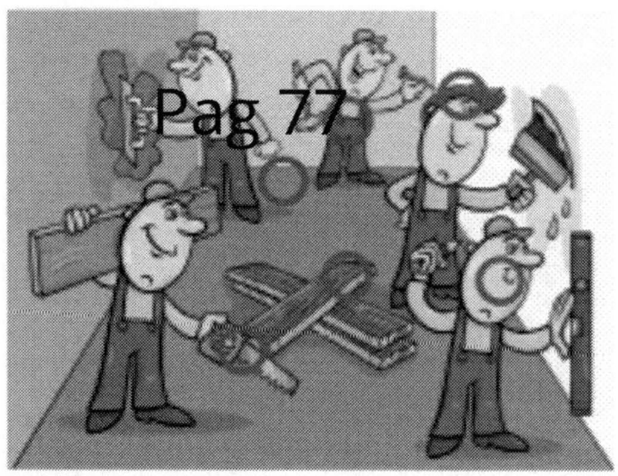

Pag 85

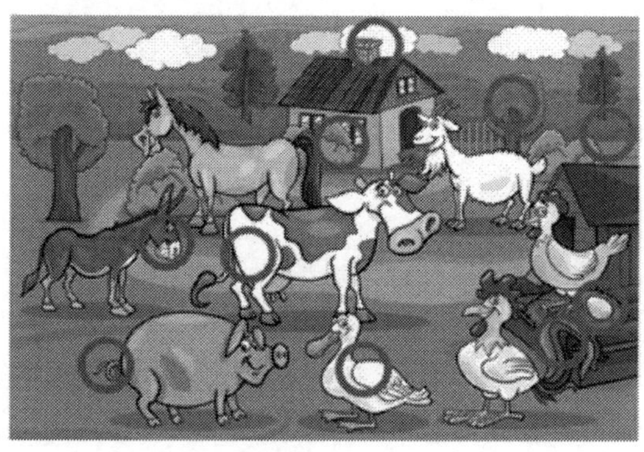

Pag 86

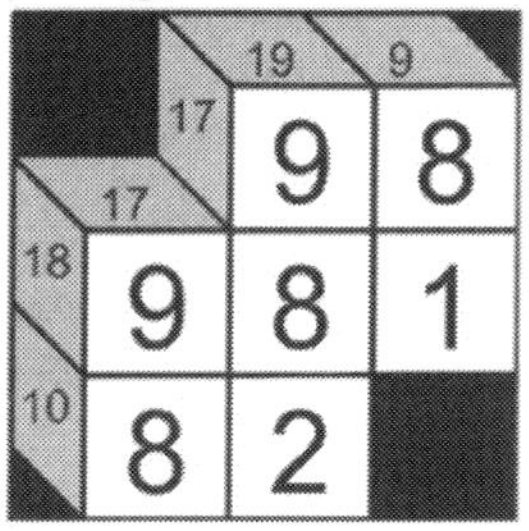

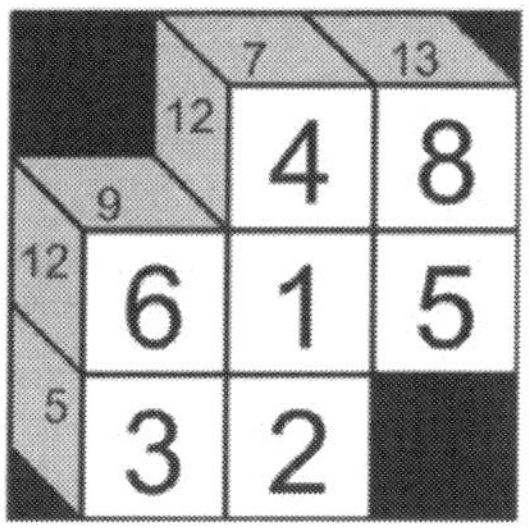

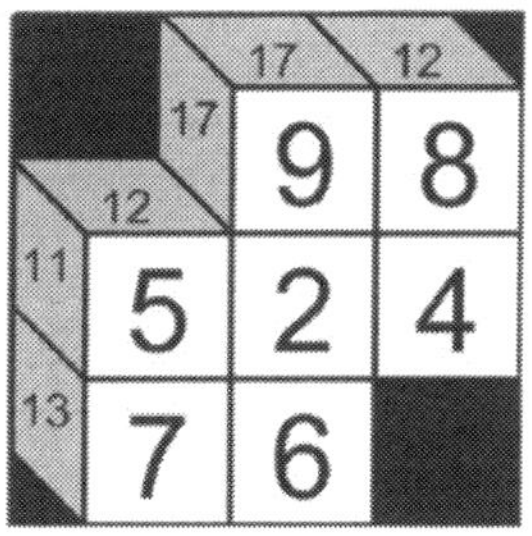

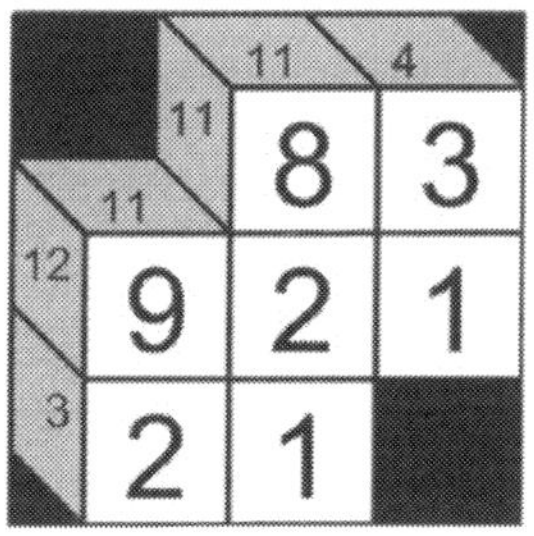

Pag 88

U	**N**	**D**	**I**	**C**	**I**	G	B	P	G	B	H	M	E
Q	**U**	**A**	**T**	**T**	**O**	**R**	**D**	**I**	**C**	**I**	A	L	L
D	**O**	**T**	**T**	**O**	Y	B	R	**N**	**O**	**V**	**E**	T	T
D	**O**	**D**	**I**	**C**	**I**	P	W	G	U	M	Z	S	L
P	E	G	**Q**	**U**	**A**	**T**	**T**	**R**	**O**	Z	P	R	M
D	**Q**	**U**	**I**	**N**	**D**	**I**	**C**	**I**	X	G	V	C	C
U	H	L	J	Z	O	J	N	Z	Z	G	G	X	F
L	A	U	**S**	**E**	**I**	R	A	G	E	N	J	E	R
C	**I**	**N**	**Q**	**U**	**E**	P	**D**	**I**	**E**	**C**	**I**	W	U
S	**E**	**D**	**I**	**C**	**I**	**D**	**U**	**E**	F	H	H	M	Q
C	**S**	**E**	**T**	**T**	**E**	A	E	P	W	A	R	K	A
P	S	**T**	**R**	**E**	**D**	**I**	**C**	**I**	M	F	E	D	Z
T	W	W	T	Q	Z	**T**	**R**	**E**	H	L	Y	G	N
T	I	R	W	J	**U**	**N**	**O**	E	J	Q	X	A	O

Pag 89

1	**2**	8	4	**3**	9	5	**6**	7				3	**1**	9	6	**8**	7	2	**5**	4
7	4	3	1	6	5	8	2	**9**				**8**	4	7	2	1	5	9	3	**6**
5	6	9	**2**	7	**8**	4	3	1				2	6	5	**9**	3	**4**	8	7	1
2	3	**1**	8	**5**	7	**9**	4	6				6	5	**1**	4	**9**	8	**7**	2	3
4	7	5	**9**	2	**6**	3	1	**8**				**7**	3	4	**5**	2	**6**	1	8	**9**
8	9	**6**	3	**1**	4	**7**	5	2				9	8	**2**	3	**7**	1	**4**	6	5
3	1	4	**7**	8	**2**	6	9	5	2	3	1	4	7	8	**1**	6	**3**	5	9	2
6	8	2	5	9	3	1	7	**4**	8	6	9	**5**	2	3	7	4	9	6	1	**8**
9	**5**	7	6	**4**	1	2	**8**	3	4	**7**	5	1	**9**	6	8	**5**	2	3	**4**	7
						9	2	1	**6**	8	**3**	7	4	5						
						5	6	**8**	7	9	4	**3**	1	2						
						4	3	7	**5**	1	**2**	6	8	9						
2	**7**	5	4	**3**	9	8	**1**	6	3	**2**	7	9	**5**	4	7	**3**	6	8	**1**	2
4	1	8	6	7	2	3	5	**9**	1	4	8	**2**	6	7	5	8	1	3	4	**9**
6	9	3	**8**	5	**1**	7	4	2	9	5	6	8	3	1	**9**	2	**4**	6	7	5
1	6	**7**	9	**8**	3	**4**	2	5				3	9	**6**	1	**5**	2	**4**	8	7
9	5	4	**2**	6	**7**	1	3	**8**				**1**	4	2	**6**	7	**8**	9	5	**3**
3	8	**2**	5	**1**	4	**9**	6	7				7	8	**5**	4	**9**	3	**2**	6	1
7	2	9	**3**	4	**6**	5	8	1				6	2	3	**8**	1	**5**	7	9	4
8	3	1	7	2	5	6	9	**4**				**4**	1	9	3	6	7	5	2	**8**
5	**4**	6	1	**9**	8	2	**7**	3				5	**7**	8	2	**4**	9	1	**3**	6

Pag 90

DAMA INTERNAZIONALE

Problema

1. 23-19 28×48;
2. 24-20 48×13;
3. 20×7 e il Bianco vince.

Pag 91

DAMA ITALIANA

Problema

1. 15-11 7×21;
2. 26×1 e il Bianco vince.

Pag 92

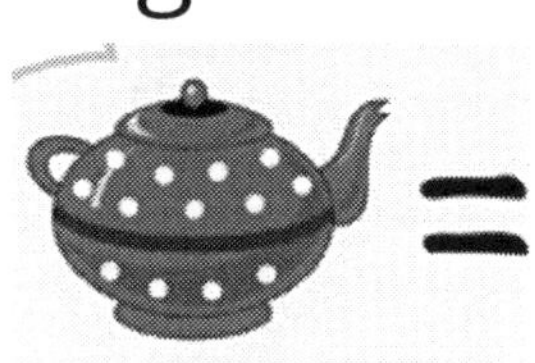

= 8

Grazie per aver acquistato Giochi di Memoria.
Se il libro ti è piaciuto, ti invito a lasciare una breve recensione su Amazon

Il tuo feedback è importante per me ma soprattutto aiuterà le persone a decidere se acquistare Giochi di Memoria.

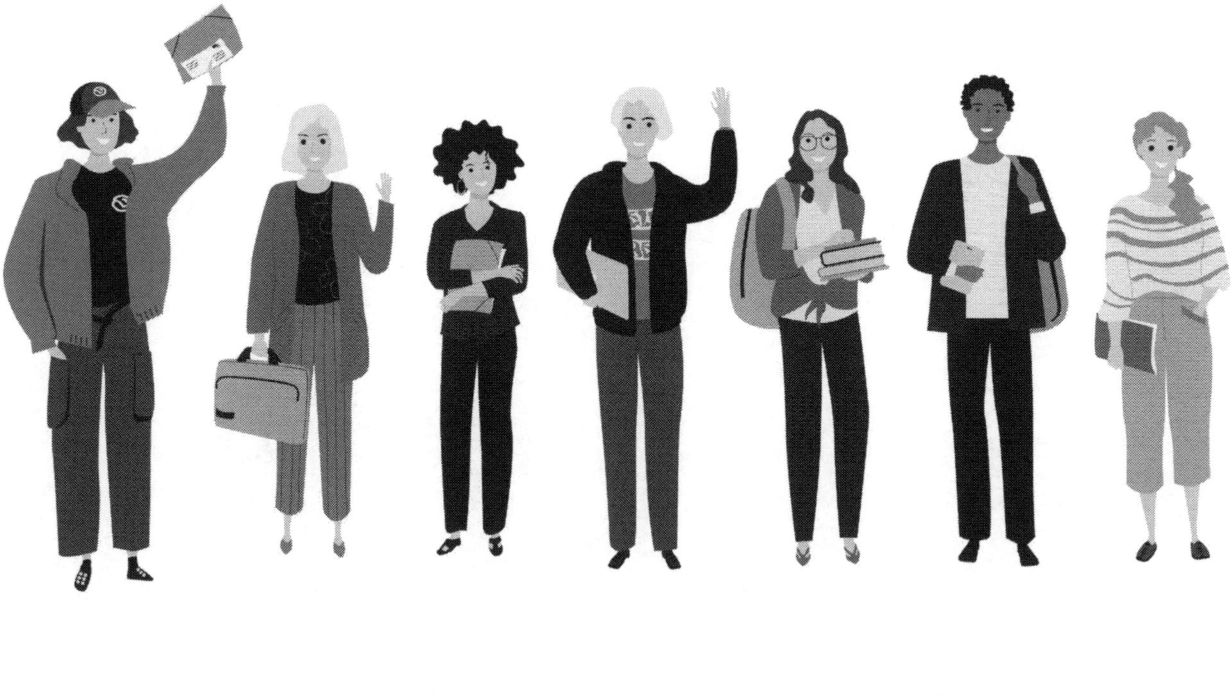

Printed by Amazon Italia Logistica S.r.l.
Torrazza Piemonte (TO), Italy

53539844R00063